Intermittierendes Fasten Kochbuch:
71 gesunde und leckere Rezepte unter 400 Kalorien für alle Fastenarten

-

Schnell Abnehmen mit Intervallfasten
(inkl. 7-Tage-Programm und Diätanleitung)

Lucia Frohbrock

Einleitung

Liebe Leserin, lieber Leser,

es freut mich sehr, dass Sie dieses Kochbuch für Intermittierendes Fasten gefunden haben.

Lassen Sie mich kurz ein paar Worte zum Aufbau dieses Buches sagen, danach werden wir sofort loslegen!

Zuerst werden Sie allgemeine Informationen zum Intervallfasten, sowie zur Durchführung von Intervallfasten erhalten.

Daraufhin habe ich ihnen meine Lieblingsrezepte für Ihre Fastentage zusammengestellt.

Zum Abschluss erhalten Sie noch einen 7-Tage-Plan für die 5:2 Diät. Hiermit können Sie direkt mit dem Fasten starten und brauchen sich erstmal nicht viele Gedanken machen.

Die Begriffe Intervallfasten, Intermittierendes Fasten und Kurzzeitfasten werden in diesem Buch übrigens synonym verwendet, da sie das gleiche bedeuten.

Wenn Sie sich mit dem Intermittierenden Fasten schon gut auskennen, können Sie direkt zu den Rezepten springen und anfangen zu kochen!

So, jetzt aber los! Ich wünsche Ihnen viel Spaß beim Lesen und Kochen!

Was ist eigentlich Intermittierendes Fasten?

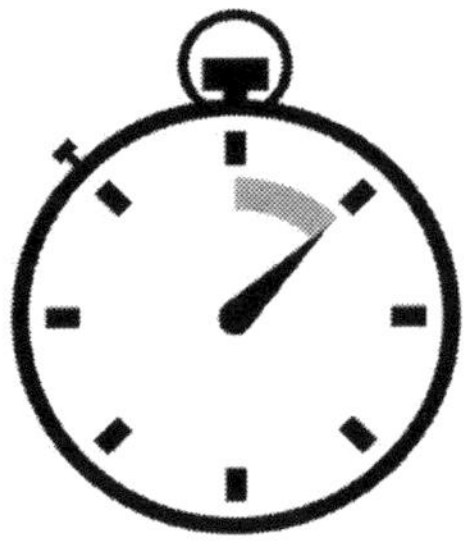

Vielleicht kennen Sie Intermittierendes Fasten unter dem Namen Teilzeitfasten und haben bereits von verschiedenen Versionen, wie der 5:2 Diät oder 16:8 Diät, gehört. Es geht darum, an einem oder mehreren Tagen der Woche, oder auch zu bestimmten Stunden des Tages, eine möglichst geringe Menge an Kalorien zu sich zu nehmen.

Bei der 5:2 Variante wird an 5 Tagen der Woche ganz normal gegessen, so wie Sie es möchten. Es ist natürlich grundsätzlich von Vorteil, eine möglichst gesunde und abwechslungsreiche Ernährung auch außerhalb der Fastentage zu verfolgen.

Bei der Variante 16:8 fasten Sie 16 Stunden lang und nehmen Ihre Nahrung an 8 Stunden des Tages auf. Das erlaubt dem Körper in den Stunden, in denen keine Energie zugeführt wird, auf die Fettreserven zurückzugreifen.
Keine Sorge, es geht nicht darum Kalorien zu zählen, es hat aber gerade bei der Variante 5:2 einen gewissen Vorteil zu wissen, wie viel Sie an einem Tag zu sich nehmen können, denn an den Fastentagen sollte die Menge an Kalorien, die Sie zu sich nehmen, ca. 600 Kalorien nicht übersteigen. Dies kann natürlich gerade bei aktiveren Menschen variieren und sollte vorher am besten mit einem Arzt besprochen werden. Für einen Großteil von uns sollten ca. 600 Kalorien jedoch vollkommen ausreichend sein.

Aber keine Sorge, Sie müssen keine Zahlen auswendig lernen!
Ich habe Ihnen in diesem Kochbuch die besten Rezepte zusammengestellt, an die Sie sich halten können und mit denen es einfach gelingt, einen gewissen Überblick zu erhalten.
Die Rezepte sind so gestaltet, dass das Nachkochen leicht funktioniert, deshalb sind die Kalorienangaben auch teilweise etwas höher. So müssen Sie nicht äußerst geringe Mengen von Zutaten benutzen, die Sie am Ende eventuell wegwerfen.
Bereiten Sie diese Rezepte nach Anleitung zu und verzehren Sie sie z.B. an 2 verschiedenen Fastentagen. Wichtig ist, dass Sie sich an die ca. 600 Kalorien für die Fastentage halten.
An den Fastentagen werden außerdem eher wenig Kohlenhydrate gegessen. Der Körper und die Verdauung wird somit entlastet und Sie haben ein großes Energiedefizit, sodass es vollkommen in Ordnung ist, sich an anderen Tagen ohne schlechtes Gewissen, auch die eine oder andere Kalorienbombe zu gönnen.

Fasten nimmt nicht viel Zeit in Anspruch und Sie gewöhnen sich an Ihre neue Ernährungsform schneller als gedacht, da unser Körper sehr anpassungsfähig ist.

Intermittierendes Fasten ist grundsätzlich für jede Person geeignet, die überschüssiges Fett abbauen will und ihren Körper „entschlacken" und entgiften möchte.
Es sollten jedoch keine starken körperlichen Beschwerden oder chronische Erkrankungen vorliegen. Bei Erkrankungen wie Bluthochdruck, zu niedrigem Blutdruck, Herz-Kreislaufbeschwerden oder Diabetes, ist es wichtig, zuerst einen Arzt zu kontaktieren und abzuklären, ob diese Form der Ernährung für Sie durchführbar ist.
In den meisten Fällen stellt sie jedoch kein Problem dar und bei vielen Erkrankungen können sich die Symptome sogar stark verbessern.

Wenn Sie an einer akuten Erkrankung wie Grippe, bakteriellen oder viralen Infekten leiden, ist Fasten keine Option, auch wenn Sie bereits angefangen haben. Ernähren Sie sich normal, bis Sie wieder gesund sind und achten Sie während der Erkrankung darauf, dass Sie viele Vitamine und Mineralien zu sich nehmen.

Am wichtigsten ist es, dass Sie sich wohlfühlen und im Hinterkopf den Willen haben, Gewicht zu verlieren und Ihre Lebensqualität zu steigern, indem Sie überschüssige Kilos loswerden und eine gesunde Ernährung auf eine natürliche Art und Weise „neu erlernen".

Viele Menschen bleiben während des Fastens komplett beschwerdefrei. Sollten Sie jedoch Übelkeit verspüren, Magenschmerzen bekommen, Schwindel oder andere unangenehme Zustände bemerken, trinken Sie ein großes Glas Wasser, essen Sie z.B. eine Banane und ruhen Sie sich aus. Seien Sie nicht zu streng mit sich, aber versuchen Sie Ihr Bestes. Es ist nicht einfach, an einem Tag eine nur so geringe Menge an Kalorien zu sich zu nehmen und Ihr Körper muss sich daran erstmal gewöhnen. Vor allem, wenn Sie an einem Arbeitstag mit dem Fasten beginnen möchten, trinken Sie genügend Wasser und haben Sie immer etwas Obst dabei, falls es Ihnen mal schwerfallen sollte.
Ansonsten ist es ideal, wenn Sie diesen auf einen Wochenendtag legen, da sie sich hier voll und ganz auf das Fasten konzentrieren können.

Woher kommt die Fastenmethode als Diät?

Die Ernährungsform unserer Urahnen war alles andere, als die Ernährung, die wir heute kennen. Wir leben in Hülle und Fülle und haben ein stetiges Überangebot an Lebensmitteln, die viel Energie bieten. Nicht wenige bieten leere Kalorien und liefern kaum Nährstoffe für unseren Körper. Damals bestand die Ernährung hauptsächlich aus Wurzeln, Gemüse und Früchten. Nur selten gab es den Luxus von Fleisch oder Fisch. Eben nur dann, wenn die Jagd erfolgreich war.
Vor dem Anbau von Getreide und Gemüse war es für unseren Körper relativ normal, tageweise keine feste Nahrung zu bekommen oder nur Nahrung mit einem sehr niedrigen Energiegehalt aufzunehmen, die jedoch reich an Vitaminen und Mineralien war.
Die Fastentage entsprechen also diesen Tagen, an denen nur eine begrenzte und sehr niedrige Kalorienmenge zur Verfügung stand.

Was sind Ziel & Wirkung vom Fasten?

Der Gewichtsverlust

Ein Ziel der Ernährungsform mit Fastenperioden ist es, unser natürliches Gefühl für Hunger wiederzufinden. Dabei ist es natürlich, vor allem wenn Sie einen schnelleren Abnehmerfolg erzielen möchten, von Vorteil sich auch an den sogenannten „Schlemmertagen" an einer abwechslungsreichen und gesunden Ernährung zu orientieren. Bei vielen Personen geschieht dies auf ganz natürliche Art und Weise, indem der Körper lernt, welche Lebensmittel wichtig und gut für ihn sind.
Ein weiteres Ziel des Intervallfastens ist es, unseren Körper während der Fastenzeit zu entgiften und ihn mit möglichst gesunden und nährstoffreichen Lebensmitteln zu versorgen.

Fasten hat auf den Körper eine Vielzahl an starken gesundheitlichen Vorteilen.
Der wohl bekannteste ist der Gewichtsverlust.
Durch die Reduktion von etwa 3000 Kalorien pro Woche bei der 5:2 Diät, ist es durchaus möglich in etwa zwei Wochen ein Kilogramm Körpergewicht (oder sogar mehr) abzunehmen. Dabei ist zu beachten, dass Sie nicht nur Wassergewicht verlieren, sondern wirklich Fett abbauen, was bei anderen Diäten oftmals nicht der Fall ist.
Durch das Fasten an 2 Tagen der Woche oder 16 Stunden pro Tag, gerät der Körper nicht in den Energiesparmodus, was den bekannten und so gehassten Jo-Jo Effekt nach dem erfolgreichen Abnehmen deutlich verringert.

Dieser Energiesparmodus ist jedoch komplett natürlich und war früher überlebensnotwendig. Wenn etwa eine Woche nur eine sehr geringe Menge an Kalorien aufgenommen wird, schaltet der Körper in diesen Sparmodus. Die Folge ist, dass wir träge werden und weniger Energie verbrauchen, da wir keine Kraft für anstrengende Tätigkeiten mehr haben. Zudem verspüren wir einen enormen Heißhunger. Alles, woran das Gehirn zu dieser Zeit denken kann und will, ist Essen und wie wir dieses schnellstmöglich bekommen. Heißhungerattacken sind vorprogrammiert und in Zeiten des Überflusses, in denen es so leicht ist, in den nächsten Supermarkt zu gehen und etwas Ungesundes und kalorienreiches zu kaufen, ist ein Desaster näher als Sie denken.

Heißhungerattacken werden während des Fastens weniger. Das liegt daran, dass sich Ihr Körper recht schnell an Ihre neue Ernährungsform gewöhnen wird.

Beide Varianten des Fastens sind einfach durchzuführen. Die meisten Menschen finden jedoch die 5:2-Diät etwas angenehmer, da sie flexibler zu gestalten ist. Während Sie beim 16 Stunden Fasten früh zu Abend essen und spät frühstücken oder zu Mittag essen (meistens wird diese Mahlzeit in einer Art Brunch kombiniert), können Sie bei der 5:2 Methode auch an den Schlemmertagen abends ausgehen und müssen sich nicht um Uhrzeiten kümmern.
Des Weiteren macht es keinen Unterschied, an welchen Tagen Sie fasten, solange es 2 Tage pro Woche sind.

Das heißt, Sie können sich 2 Wochentage aussuchen, an denen Sie Ihre gesunden Mahlzeiten mit zur Arbeit nehmen. Sie können aber genauso gut auch am Wochenende oder an Tagen, an denen beispielsweise ein Essen auswärts geplant ist, ohne schlechtes Gewissen „reinhauen". Als sehr angenehm zum Fasten werden z.B. die Wochentage Montag und Donnerstag empfunden.

Für immer jung!

Fasten kann nachweislich den Alterungsprozess verlangsamen. Unser Körper hat mit etwa 25 Jahren seine leistungsfähigste Zeit, danach geht es „bergab". Unsere Zellen erneuern sich langsamer, unsere Muskeln bauen schneller ab, wenn wir sie nicht regelmäßig trainieren und wir sehen erste Fältchen um Augen und Mund. Auch unsere Gehirnleistung wird im Alter nicht besser, wenn wir unsere „Birne" nicht regelmäßig nutzen. Es gilt also, diese Prozesse so weit wie möglich hinauszuzögern und wenn Sie stattfinden, sie zu verlangsamen.
Durch regelmäßiges Fasten werden Hormone im Körper frei, die diese Prozesse verlangsamen. Zudem werden Stoffe, die unser Körper nicht benötigt, oder die sogar schädlich sein können, durch das Fasten leichter ausgeschieden und können so keinen Schaden mehr anrichten.

Gesund bleiben

Außerdem verringern Sie durch regelmäßiges Fasten Ihr Risiko an diversen Zivilisationskrankheiten zu erkranken. Bluthochdruck, hohes Cholesterin, Diabetes und Herz-Kreislauferkrankungen, die überwiegend durch Übergewicht entstehen, sind nur ein paar davon. Zusätzlich sinkt durch das Fasten und die damit erhöhte Aufnahme an Ballaststoffen auch das Risiko von Darmkrebs. Ballaststoffe sind enorm wichtig für den Darm, wobei es in Deutschland über 70% aller Menschen laut Studien nicht schaffen, auf die empfohlene Zufuhr von 30 Gramm pro Tag zu kommen.

Ihr Immunsystem wird durch das Fasten gestärkt und Sie werden weniger krank. Durch die hohe Menge an Vitaminen, Mineralien und Ballaststoffen, ist Ihr Körper besser mit allem, was er braucht versorgt und kann schneller und effizienter reagieren, wenn die Grippesaison vor der Tür steht. Und selbst wenn es Sie erwischt, ist die Wahrscheinlichkeit, dass Sie schneller gesund werden sehr groß.

Sie werden generell bemerken, dass Sie durch das Fasten und die Umstellung, die damit in Ihrem Körper geschieht, mehr Energie haben, Ihnen manche Aufgaben leichter fallen und Sie im Großen und Ganzen zufriedener werden.

Die Ernährung für die 5:2-Diät

2 Fastentage eignen sich hervorragend, um genügend Kalorien einzusparen, um an den übrigen Tagen der Woche normal weiter essen zu können und dabei gleichzeitig Gewicht zu verlieren.

Ihre Mahlzeiten an diesen 2 Wochentagen bestehen aus einem Frühstück, einem Mittagessen und einem Abendessen, jedoch haben alle drei nur einen sehr geringen Kaloriengehalt. Für die meisten Personen ist es einfacher, 3 kleine Mahlzeiten zu essen als eine Große. Wenn Sie Probleme mit ihrer Verdauung haben, können Sie ebenfalls auf 3 kleine Mahlzeiten zurückgreifen. Grundsätzlich spielt es aber keine Rolle, ob Sie nun eine, zwei oder drei Mahlzeiten essen. Teilen Sie es sich so ein, wie es Ihnen am besten passt und wie Sie Ihre Fastentage am angenehmsten gestalten können.

Kohlenhydrate und Fette werden möglichst reduziert. Komplett aus Ihrer Ernährung streichen müssen Sie diese jedoch nicht. Sie werden sehen, dass einige Rezepte in diesem Buch mit komplexen Kohlenhydraten, sowie gesunden Fetten zubereitet werden.
Die Menge an Öl zum Zubereiten der Speisen sollten Sie mit Teelöffeln abmessen.
Es ergibt kaum Sinn, noch weitere Kalorien zu sparen, indem man komplett auf Öl verzichtet, da wir eine geringe Menge an gesunden Fetten benötigen, um fettlösliche Vitamine (A, D, E und K) aufnehmen und nutzen zu können.

An den „Nicht-Fastentagen" können Sie eigentlich ganz normal essen. Wenn Sie sich jedoch an eine gesunde Ernährungsweise halten möchten, können Sie die Rezepte aus diesem Buch natürlich auch an diesen Tagen nachkochen und einfach größere Mengen zubereiten.

Halten Sie sich an den Fastentagen jedoch an die Mengenangaben und versuchen Sie jeden Tag auf 600-700 Kalorien zu kommen. Mit der Kalorienangabe zu jedem Rezept können Sie dies ganz leicht ausrechnen.

Die Ernährung für die 16:8-Diät

Bei dieser Methode essen Sie ganz normal. Jeder Tag hat jedoch eine Zeitspanne von 16 Stunden, in denen Sie keine Kalorien zu sich nehmen. Über Nacht ist diese Methode relativ leicht durchführbar. Wenn Sie um 17 Uhr zu Abend essen und um 9 Uhr morgens frühstücken, haben Sie diese Zeitspanne eingehalten und können dabei essen, was Sie möchten, solange Sie ab 17 Uhr wieder fasten. Empfehlenswert ist es natürlich, sich an einer gesunden Ernährung zu orientieren, damit der Effekt verstärkt wird. Die meisten Personen, die diese Methode bevorzugen, essen eine Art Brunch und ein frühes, ausgiebiges Abendessen bzw. spätes Mittagessen.

Dadurch, dass eine Mahlzeit „ausgelassen“ wird, sparen die meisten etwa 300 Kalorien pro Tag ein. Auf langfristige Sicht, würde dieses Defizit einem Gewichtsverlust von 1 Kilogramm Körperfett in 20 Tagen entsprechen. Durch die Ausschüttung von Hormonen während des Fastens in Kombination mit Bewegung, sind zwei Wochen jedoch durchaus realistisch, um die ersten Pfunde purzeln zu sehen.

Getränke

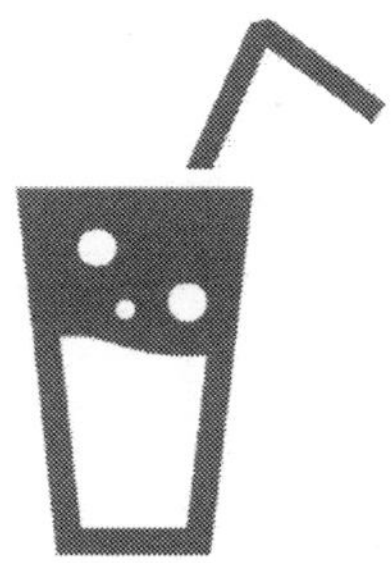

Ingwer Zitronen Tee
Zubereitungszeit: 5 Minuten
Kalorien: -

Bewertung:

Notizen:

Zutaten

- 3-4 Scheiben Ingwer
- Wasser
- Zitrone

Zubereitung

1. Zerschneiden Sie den Ingwer in Scheiben und übergießen Sie die Scheiben mit 1 L kochendem Wasser.
2. Pressen Sie nun etwas Zitronensaft dazu.

Tipp: Lassen Sie alles abkühlen und stellen Sie das Getränk in den Kühlschrank. Geben Sie etwas Zitronenmelisse hinzu und schon haben Sie eine frische Limonade.

Orangen Zitronenmelisse Limonade
Zubereitungszeit: 5 Minuten
Kalorien: -

Bewertung:

Notizen:

Zutaten

- 1 Orange
- Wasser
- 1 Zitrone
- Frische Zitronenmelisse

Zubereitung

1. Pressen Sie eine Orange und eine Zitrone in einen Liter Wasser und rupfen Sie frische Zitronenmelisse in kleine Stückchen und fügen Sie diese hinzu.

Gurken Melissen Limonade

Zubereitungszeit: 5 Minuten
Kalorien: -

Bewertung:

Notizen:

Zutaten

- ½ Gurke
- Wasser
- ½ Zitrone
- Frische Zitronenmelisse
- Tiefgefrorene Beeren

Zubereitung

1. Schneiden Sie einige dünne Scheiben Gurke und fügen Sie diese gemeinsam mit Melisse und einer halben, aufgeschnittenen Zitrone in einen Krug Wasser. Sie können auch einige tiefgefrorene Beeren hinzufügen.

Matcha Latte

Zubereitungszeit: 5 Minuten
Kalorien: 100

Bewertung:

Notizen:

Zutaten

- Matcha Pulver
- Wasser
- Ungesüßte Mandelmilch
- Zimt

Zubereitung

1. Gießen Sie über das Matcha Pulver etwas abgekühltes, aber vorher gekochtes Wasser.
2. Mischen Sie etwas Mandelmilch rein und verfeinern Sie alles mit Zimt.

Fasten Tees

Grüner Tee, Löwenzahntee, Brennnesseltee, Pfefferminztee, Mate, Grüner Hafer Tee

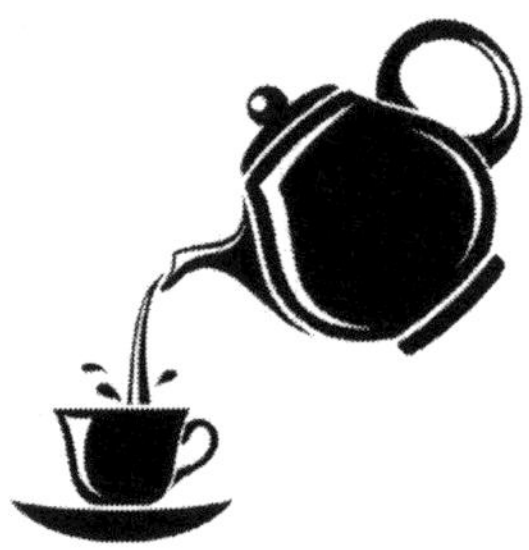

Frühstück

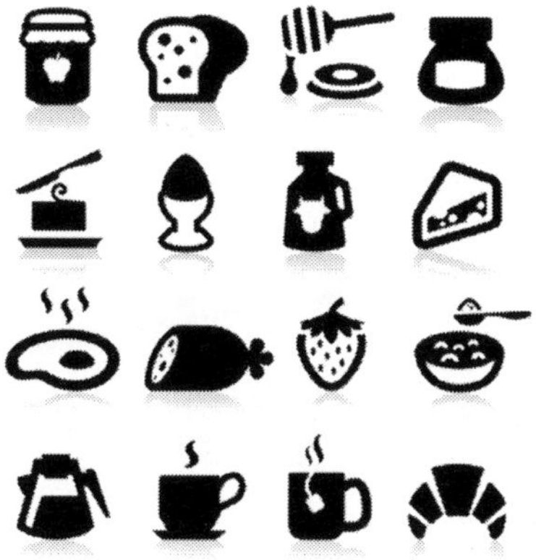

Gesunde Frühstücksmuffins

Zubereitungszeit: 20 Minuten
Kalorien: 210 kcal

Zutaten

- 2 Eier
- 1 EL Frischkäse
- ¼ Zucchini
- Salz, Pfeffer
- 4 Kirschtomaten
- Etwas Mozzarella oder Feta
- Schnittlauch und Petersilie

Zubereitung

1. Vermischen Sie die Eier in einer Schüssel mit dem Frischkäse.
2. Geben Sie Salz und Pfeffer hinzu.
3. Waschen und würfeln Sie Tomaten und Zucchini. Schneiden Sie etwas Mozzarella in kleine Stückchen.
4. Geben Sie ca. 2/3 der Eiermasse in eine Muffinform und geben Sie dann das Gemüse hinzu. Nun den Rest des Teigs darüber geben und für ca. 20 Minuten bei 160 Grad (Ober-/Unterhitze) backen.
5. Verzieren Sie nun mit Schnittlauch und Petersilie und genießen Sie ein herzhaftes Frühstück für den perfekten Start in den Fastentag.

Tipp: Sie können auch andere Zutaten verwenden. Fettarmer Schinken oder Speck eignen sich optimal als Mozzarella Alternative.

Bewertung:

Notizen:

Leckerer Apfelkuchen

Zubereitungszeit: 35 Minuten

Kalorien: 140 kcal

Bewertung:

Notizen:

Zutaten

- 15 g Mandelblätter
- 425 g Äpfel
- 1 Ei
- ½ Packung Vanillezucker
- 125 g Vollkornmehl
- ½ Backpulver
- 75 g fettarmer Joghurt
- 1 ½ TL Olivenöl
- 50 g Zucker

Zubereitung

1. Rösten Sie die Mandelblätter in einer Pfanne leicht an, nehmen Sie sie dann heraus und lassen Sie sie abkühlen.
2. Waschen und schneiden Sie die Äpfel in kleine Stückchen. Entfernen Sie die Kerne und den Stiel.
3. Vermischen Sie die geschlagenen Eier mit Zucker und Vanillezucker und mixen Sie es mit einem Handmixer.
4. Mischen Sie Mehl und Backpulver unter und geben Sie die Hälfte davon zu den Eiern und rühren Sie gut um. Die restliche Mehlmischung mischen Sie nun mit dem Joghurt und dem Öl.
5. Geben Sie den Teig in eine Backform und verteilen Sie die Apfelstückchen auf dem Teig. Bestreuen Sie nun alles mit den Mandelblättern und schieben Sie die Form in den Backofen. Jetzt bei 180 Grad (Ober/-Unterhitze) für 25 Minuten backen.
6. Jetzt vorsichtig herausnehmen und den Springformrand lösen und entfernen. Jetzt müssen Sie nur noch den Kuchen auf einem Teller servieren und genießen!

Tipp: Die Kalorienangabe bezieht sich auf ein Stück Kuchen, welches Sie optimal zum Frühstück an einem Fastentag essen können. Backen Sie den ganzen Kuchen und essen Sie ihn über mehrere Tage.

Flohsamenbrei
Zubereitungszeit: 25 Minuten
Kalorien: 200

Bewertung:

Notizen:

Zutaten

- 3 EL Flohsamen
- 1 EL Chiasamen
- 175 ml ungesüßte Mandelmilch oder Sojamilch
- Zimt oder Beeren

Zubereitung

1. Lassen Sie einfach 3 Esslöffel Flohsamenschalen und einen Esslöffel Chiasamen in einer Tasse mit ungesüßter Sojamilch oder Mandelmilch für etwa 20 Minuten quellen. Zwischendurch können Sie ein paar Mal umrühren, damit sich keine Klumpen bilden. Nun können Sie den Brei mit etwas Zimt und einer Hand voll Beeren verfeinern.

Frühstückssmoothie
Zubereitungszeit: 5 Minuten
Kalorien: 200

Bewertung:

Notizen:

Zutaten

- 200 Gramm fettarmer Joghurt
- Zimt oder zuckerfreies Kakaopulver
- 1 EL Chiasamen
- 1 Hand Beerenmix oder 1 Papaya

Zubereitung

1. Mixen Sie alle Zutaten und genießen Sie ihren leckeren, gesunden Frühstückssmoothie.

Früchtesmoothie

Zubereitungszeit: 5 Minuten
Kalorien: 200

Bewertung:

Notizen:

Zutaten

- 1 kleines Stück Ingwer
- 200 Gramm fettarmer Joghurt
- 1 Handvoll Beeren
- 1 Papaya

Zubereitung

1. Mixen Sie alle Zutaten und Sie haben einen sehr nährstoffreichen Smoothie. Dieser kann natürlich nach Belieben um andere Inhaltsstoffe ergänzt werden.

Smoothie aus Himbeeren und Orangen

Zubereitungszeit: 5 Minuten
Kalorien: 300

Bewertung:

Notizen:

Zutaten

- 2 Saftorangen
- 100 Gramm tiefgefrorene oder frische Himbeeren
- Etwas Vanillezucker
- 250 Gramm fettarmer Joghurt

Zubereitung

1. Pressen Sie die Saftorangen und mischen Sie die Himbeeren hinzu.
2. Fügen Sie den Joghurt hinzu und verfeinern Sie alles mit etwas Vanillezucker.

Tipp: Dieser Smoothie ist eine wahre Vitaminbombe, lässt sich aber auch mit Magerquark machen und wird dadurch zur Proteinbombe.

Apfelkompott mit Papaya

Zubereitungszeit: 10 Minuten
Kalorien: 260

Zutaten

- 2 EL Sonnenblumenkerne
- 1 Mandarine
- ½ Papaya
- ½ Apfel
- Zitronensaft

Zubereitung

1. Rösten Sie die Sonnenblumenkerne ohne Fett in der Pfanne an und schälen Sie währenddessen die Mandarine.
2. Schneiden Sie die Papaya und den Apfel in Stücke und vermischen Sie alles in einer Schale.
3. Übergießen Sie die Mischung mit Zitronensaft und streuen Sie die Sonnenblumenkerne drüber. Fertig ist ein kalorienarmer Fruchtsalat der die Verdauung anregt.

Bewertung:

Notizen:

____

____

____

____

Proteinbrot

Zubereitungszeit: 50 Minuten
Kalorien: 150/1-2 Scheiben

Zutaten

- Margarine
- 150 Gramm Magerquark
- 4 ganze Eier
- 50 Gramm gemahlene Mandeln
- 50 Gramm Leinsamen
- 1 EL Mandelmehl
- ½ Packung Backpulver

Zubereitung

1. Heizen Sie den Ofen auf ca. 200 Grad (Ober-/Unterhitze) vor und fetten Sie eine Backform mit der Margarine ein.
2. Mischen Sie den Magerquark mit den Eiern, den Mandeln, den Leinsamen und dem Mandelmehl. Fügen Sie das Backpulver hinzu.
3. Salzen Sie den Teig nach Belieben und backen Sie ihn für 45 Minuten.

Bewertung:

Notizen:

Herzhafter Schafskäse

Zubereitungszeit: 10 Minuten
Kalorien: 360

Zutaten

- ½ Bund Basilikum
- 1 rote Zwiebel
- ½ Gurke
- 250 Gramm Magerquark
- 50 Gramm Fetakäse
- 50 ml Milch

Zubereitung

1. Schneiden Sie das Basilikum, die Zwiebel und die Gurke klein.
2. Mischen Sie das Gemüse mit dem Magerquark, dem Fetakäse, sowie der Milch.
3. Salzen Sie nach Belieben.

Tipp: Fügen Sie etwas Zitronensaft und Pfeffer hinzu!

Bewertung:

Notizen:

Omelette gefüllt mit Frischkäse

Zubereitungszeit: 10 Minuten
Kalorien: 150

Zutaten

- 1 Ei
- 2 EL Frischkäse
- Pfeffer, Salz und etwas Milch

Zubereitung

1. Mischen Sie das Ei mit dem Frischkäse und würzen Sie mit Pfeffer und Salz
2. Fügen Sie einen Schuss Milch hinzu und braten Sie die Masse für ca. 2 Minuten in der Pfanne.
3. Klappen Sie das Omelette zusammen und lassen Sie es vor dem Verzehr noch ca. 1 Minute in der Pfanne ruhen.

Bewertung:

Notizen:

Karotten Apfel Smoothie

Zubereitungszeit: 5 Minuten
Kalorien: 150-200

Bewertung:

Notizen:

Zutaten

- 100 ml. Karottensaft
- 1 Apfel
- Wasser oder fettarme Kokosmilch

Zubereitung

1. Schneiden Sie den Apfel möglichst klein und mixen Sie ihn in einem Mixer mit dem Karottensaft.
2. Fügen Sie etwas Wasser oder fettarme Kokosmilch hinzu und genießen Sie ihren Smoothie voller Mineralien und Vitaminen.

Magerquark mit Beeren

Zubereitungszeit: 5 Minuten
Kalorien: 200

Bewertung:

Notizen:

Zutaten

- 100 Gramm Magerquark
- Eine Handvoll Beeren
- 1 EL Chiasamen

Zubereitung

1. Rühren Sie den Magerquark mit etwas Wasser an, damit er cremiger wird.
2. Mischen Sie die Beeren unter und bestreuen Sie das Ganze mit den Chiasamen.

Chia Pudding

Zubereitungszeit: 25 Minuten
Kalorien: 250

Bewertung:

Notizen:

Zutaten

- 3 EL Chiasamen
- 250 ml. Ungesüßte Mandelmilch
- Zimt oder zuckerfreies Kakaopulver

Zubereitung

1. Rühren Sie die Chiasamen in die Mandelmilch und lassen Sie die Mischung für ca. 20 Minuten quellen.
2. Streuen Sie für mehr Geschmack etwas Zimt oder Kakaopulver in den Pudding.

Tipp: Bereiten Sie den Pudding schon am Vorabend zu. So kann er seinen Geschmack besser entfalten und für Sie geht es schneller.

Haferbrei

Zubereitungszeit: 15 Minuten
Kalorien: 200

Bewertung:

Notizen:

Zutaten

- 50 Gramm Haferflocken
- Wasser
- Zimt

Zubereitung

1. Kochen Sie die Haferflocken in Wasser auf und lassen Sie sie ca. 15 Minuten lang quellen.
2. Geben Sie nun etwas Zimt dazu und genießen Sie ihre Energiebombe für einen guten Start in den Tag.

Klare Gemüsesuppe

Zubereitungszeit: 20 Minuten
Kalorien: -

Zutaten

- 1 Karotte
- 1 Sellerieknolle
- 1 Stangensellerie
- 1 Lauch
- 1 Zehe Knoblauch
- Frische Kräuter

Zubereitung

1. Kochen Sie das Gemüse in einem großen Topf und geben Sie etwas Salz und einen Schuss Öl hinzu.
2. Nach ca. 15-20 Minuten gießen Sie die Suppe mit einem Sieb ab.

Tipp: Verarbeiten Sie das Gemüse später z.B. zu Sojasoße oder essen Sie es als Beilage.

Bewertung:

Notizen:

Miso Suppe

Zubereitungszeit: 15 Minuten
Kalorien: 150 mit Tofu

Zutaten

- 1 ½ Lauch
- ½ Dashi Brühe
- 60 Gramm Misopaste
- 100 Gramm Tofu

Zubereitung

1. Waschen Sie den Lauch und schneiden Sie die Wurzeln ab. Schneiden Sie ihn danach in dünne Ringe.
2. Erwärmen Sie die Dashi Brühe und geben Sie die Misopaste hinzu.
3. Die Suppe sollte nur erwärmt, nicht aber gekocht werden.
4. Geben Sie den Tofu hinzu und lassen Sie alles 2 Minuten ziehen

Tipp: In vielen Ländern ist es normal morgens eine Suppe zu essen, da sie wärmend wirkt und ihren Elektrolythaushalt ausgleicht.

Bewertung:

Notizen:

Kokossuppe mit Zitronengras und Garnelen

Zubereitungszeit: 45 Minuten
Kalorien: 210 kcal

Bewertung:

Notizen:

Zutaten

- 1 Stange Zitronengras
- ½ rote Chilischote
- ½ EL Rapsöl
- 100 ml Fischfond
- ½ Limette
- Koriander
- 25 Shiitakepilze
- ½ Knoblauchzehe
- ¾ EL Thai-Fischsoße
- 75 ml fettarme Kokosmilch
- Salz, Pfeffer
- 2 Garnelen

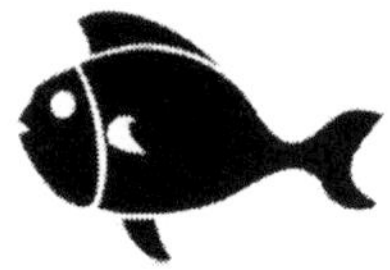

Zubereitung

1. Waschen Sie das Zitronengras und schneiden Sie es in kleine Stückchen. Entfernen Sie die harten Blätter.
2. Waschen und entkernen Sie die Chilischoten.
3. Erhitzen Sie Öl in einem Topf und dünsten Sie das Zitronengras bei niedriger Hitze an.
4. Geben Sie nun den Ingwer und die Chilischote hinzu. Nach ein paar Minuten geben Sie den Fond hinzu und lassen alles für ca. 30 Minuten ziehen.
5. Pressen Sie den Limettensaft und hacken Sie den gewaschenen Koriander. Putzen Sie die Pilze und schneiden Sie sie in dünne Scheibchen.
6. Jetzt den Knoblauch schälen und fein hacken.
7. Gießen Sie die Suppe durch ein Sieb in einen Topf und fügen Sie Fischsoße, Limettensaft und Kokosmilch hinzu. Nun die Pilze und den Knoblauch in den Topf geben und erhitzen. Braten Sie die Garnelen in einer Pfanne mit Öl an bis Sie gar sind. Geben Sie die Garnelen nun in die fertige Suppe und servieren Sie die Suppe mit gehacktem Koriander.

Hauptspeisen

Reis-Erbsen-Parmaschinken Salat
Zubereitungszeit: 35 Minuten
Kalorien: 250 kcal

Bewertung:

Notizen:

Zutaten

- 125 Gramm Reis
- 75 g Zuckerschoten
- 60 g Parmaschinken
- 40 g Parmesan
- 1 ½ Stiele Basilikum
- ½ Zwiebel
- Knoblauch
- 1 EL Joghurtbutter
- 150 g Erbsen
- 100 ml Gemüsebrühe
- Pfeffer, Salz

Zubereitung

1. Garen Sie den Reis in Salzwasser und waschen und halbieren Sie die Zuckerschoten.
2. Zuckerschoten dann ca. 1 Minute lang in Salzwasser garen und unter kaltem Wasser abschrecken.
3. Parmesan fein reiben und den Schinken schneiden. Dann Basilikum waschen und die Blätter in kleine Stücke schneiden.
4. Nun Zwiebeln und Knoblauch schälen und würfeln und in einer Pfanne mit Butter andünsten.
5. Nun die Erbsen und die Gemüsebrühe in die Pfanne geben und kurz aufkochen. Den gekochten Reis können Sie abtropfen lassen.
6. Zuckerschoten, Reis und Parmesan in die Pfanne geben und würzen.
7. Streuen Sie Schinken, Basilikum und etwas Parmesan über die fertige Pfanne und servieren Sie einen leckeren Salat.

<u>Gesunde Tarte mit Brokkoli und Spargel</u>

Zubereitungszeit: 40 Minuten

Kalorien: 200

Zutaten

- 125 g Brokkoli
- 1 rote Zwiebel
- 370 g weißer Spargel
- 150 ml Gemüsebrühe
- 60 g Weizenmehl 550
- 40 g Roggenvollkornbrot
- ½ TL Backpulver
- Salz, Pfeffer
- 40 g Joghurtbutter
- ½ EL Fett
- 1 Ei
- 50 g Schmand

Zubereitung

1. Waschen Sie den Brokkoli und schneiden Sie ihn klein. Schälen Sie die Zwiebeln und schneiden Sie sie in kleine Ringe.
2. Nun waschen und schälen Sie den Spargel und schneiden ihn in etwa 4 cm lange Stücke. Die Enden großzügig abschneiden.
3. Spargel in erhitzte Gemüsebrühe geben und ca. 5 Minuten garen.
4. Zwiebelringe und Brokkoli hinzugeben und ca. 3 Minuten garen.
5. Lassen Sie die Brühe nun durch ein Sieb abtropfen und lassen Sie das Gemüse auf einem großen Teller abkühlen.
6. Mischen Sie Roggenbrot, Mehl, Backpulver und etwas Salz in einer Rührschüssel. Nach Zugabe von 2-3 EL Wasser und der Joghurtbutter den Teig mit einem Handmixer kneten.
7. Nun rollen Sie 2/3 des Teigs auf einer mehligen Arbeitsfläche aus, während Sie den restlichen Teig in Folie kaltstellen.
8. Fetten Sie den Boden einer Tarteform ein und geben Sie den ausgerollten Teig hinein. Stechen Sie den Teig mit einer Gabel mehrfach ein und backen Sie ihn im vorgeheizten Backofen (200 Grad Ober/Unterhitze) für 10-15 Minuten.
9. Währenddessen vermischen Sie die Eier, Schmand und 2/3 der abgekühlten Gemüsebrühe und kneten alles mit Hilfe eines Handmixers.
10. Nehmen Sie den übrigen Teig aus dem Kühlschrank und drücken Sie diesen entlang des Randes der Tarteform. Geben Sie nun Spargel, Brokkoli und Zwiebeln in die Form und übergießen Sie es mit der Eier-Schmand-Brühe Mischung. Nun für 30 Minuten bei 200 Grad backen.

Bewertung:

Notizen:

____

____

____

____

Pilz-Curry Hühnersuppe mit Nudeln
Zubereitungszeit: 25 Minuten
Kalorien: 190 kcal

Zutaten

- 50 g Reisnudeln
- 250 g Hähnchenbrust
- ½ l Geflügelbrühe
- ¾ EL rote Currypaste
- 25 g Ingwer
- ½ rote Chilischote
- 75 g Mini Maiskolben
- 50 g Zuckerschoten
- 50 g Shiitakepilze
- 100 ml Kokosmilch
- Pfeffer, Salz, Basilikum
- 1 Stange Zitronengras

Zubereitung

1. Garen Sie die Nudeln nach Packungsanleitung in Salzwasser und lassen Sie sie abtropfen. Währenddessen können Sie die Hähnchenbrusthaut abziehen.
2. Kochen Sie die Hähnchenbrust in der Brühe mit der Currypaste für 20 Minuten.
3. Schälen Sie den Ingwer klein und entfernen Sie die Außenblätter der Zitronengrasstangen. Waschen Sie die Chilischote, entfernen Sie die Kerne und halbieren Sie sie.
4. Geben Sie Ingwer, Zitronengras und Chili in den Topf und lassen Sie die Suppe für 10-15 Minuten ziehen.
5. Nehmen Sie nun die Hähnchenbrust hinaus und lassen Sie sie abkühlen.
6. Nun Maiskolben und Zuckerschoten waschen und längs halbieren. Shiitakepilze nun putzen und die Stiele herausscheiden.
7. Schneiden Sie das Hähnchenfleisch in kleine Würfel (entfernen Sie ggf. das Fleisch vom Knochen). Hacken Sie das Basilikum klein und bringen Sie die Brühe erneut zum Kochen.
8. Geben Sie Maiskolben, Pilze und Zuckerschoten hinein und kochen Sie alles für 7 weitere Minuten. Nun Kokosmilch und Hähnchenwürfel hinzugeben und nochmal kurz aufkochen. Entfernen Sie das Zitronengras und fügen Sie die Nudeln hinzu. Würzen Sie mit Salz und Pfeffer und geben Sie einen Schuss Zitronensaft hinzu.

Bewertung:

Notizen:

Schafskäse Tacos mit Kräuterjoghurt

Zubereitungszeit: 15 Minuten
Kalorien: 260 kcal

Zutaten

- 100 g Schafskäse
- 1 kleine Dose Mais
- 4 Kirschtomaten
- 2 eingelegte grüne Peperoni
- ½ Zitrone
- 3 Stiele Dill
- 100 g Joghurt
- Salz, Pfeffer
- Ca. 6 Tacoschalen

Zubereitung

1. Schneiden Sie den Schafskäse in kleine Stücke, während Sie den Mais durch ein Sieb abtropfen lassen.
2. Waschen und vierteln Sie die Tomaten. Lassen Sie die Peperoni abtropfen und schneiden Sie sie ohne Stiele in dünne Ringe.
3. Pressen Sie die Zitronenhälfte aus und waschen und zerhacken Sie den Dill.
4. Nun verrühren Sie Joghurt mit Dill und geben Schafskäse, Tomaten, Mais und Peperoni hinzu. Nun mit Salz, Pfeffer und etwas Zitronensaft abschmecken und in die Tacoschalen füllen.

Tipp: Erwärmen Sie die Tacoschalen kurz im Backofen.

Bewertung:

Notizen:

___

___

___

___

Reispuffer mit Zucchini
Zubereitungszeit: 45 Minuten
Kalorien: 150 kcal

Bewertung:

Notizen:

Zutaten

- 50 g Langkornreis
- 125 g Zucchini
- 40 g Käse
- ¼ Bund Petersilie
- 1 ½ Stiele Minze
- 1 Ei
- 1 ½ EL Mehl
- Paprikapulver
- Salz, Pfeffer
- ½ EL Olivenöl
- 50 g Tomaten
- 1 EL Obstessig

Zubereitung

1. Garen Sie den Reis nach Packungsanleitung und waschen und raspeln Sie die Zucchini mit einer Reibe in eine Schüssel. Fügen Sie etwas Salz hinzu und lassen Sie es 10 Minuten ziehen.
2. Nun Käse mit der Reibe raspeln und Petersilie und Minze feinhacken.
3. Über die Zucchiniraspel nun Käse, Kräuter, Eier und Mehl geben.
4. Gießen Sie den Reis ab und mischen Sie ihn abgekühlt unter die Zucchinimasse. Würzen Sie nun mit Salz, Pfeffer und dem Paprikapulver.
5. Nun in einer beschichteten Pfanne mit Öl jeweils 1-2 EL der Masse goldbraun braten. Sie können die Zucchinipuffer im Backofen bei 80 Grad warmhalten, während Sie die anderen zubereiten.
6. Nun die Tomaten waschen und vierteln und mit den Puffern auf einer Platte mit Öl und Essig anrichten.

<u>Kirschtomaten auf Kartoffeln mit Salbei</u>
Zubereitungszeit: 35 Minuten
Kalorien: 275 kcal

Zutaten

- 600 g Kartoffeln
- 1 EL Olivenöl
- 125 g Kirschtomaten
- Salz, Pfeffer
- 4 Stiele Salbei
- 400 g Magerquark
- 4 EL Ajvar
- Etwas Zucker

Zubereitung

1. Waschen Sie die Kartoffeln und schneiden Sie sie in Spalten. Bepinseln Sie ein Backblech mit Öl und verteilen Sie die Kartoffeln.
2. Nun bei ca. 200 Grad (Ober-/Unterhitze) für 10-15 Minuten backen.
3. Geben Sie nun die Tomaten hinzu und würzen Sie mit Salz und Pfeffer. Backen Sie alles für weitere 10 Minuten und geben Sie dann die gehackten Salbeiblätter hinzu.
4. Verrühren Sie den Quark mit dem Ajvar und würzen Sie mit Salz, Pfeffer und Kräutern nach Belieben.

Bewertung:

Notizen:

Kichererbsen Blitzcurry

Zubereitungszeit: 15 Minuten
Kalorien: 200 kcal

Zutaten

- 1 Dose (425 ml) Kichererbsen
- 175 g Möhren
- 150 g Pak Choi
- 100 g Sultaninen
- 1 Zwiebel
- 1 EL Öl
- Korma-Gewürzsoße

Zubereitung

1. Gießen Sie die Flüssigkeit der Kichererbsen in einem Sieb ab und würfeln Sie die Möhren.
2. Schneiden Sie die Pak Choi Blätter vom Strunk und schneiden Sie sie in Streifen. Spülen Sie die Sultaninen und würfeln Sie die Zwiebeln.
3. Erhitzen Sie das Öl und geben Sie die Zwiebeln und Möhren in die Pfanne. Geben Sie nun Kichererbsen, Pak Choi und Sultaninen hinzu.
4. Geben Sie die Gewürzsoße und 50 ml Wasser hinzu und lassen Sie alles ca. 3-4 Minuten köcheln. Nun noch nach Belieben würzen und servieren.

Bewertung:

Notizen:

Hafersuppe

Zubereitungszeit: 10 Minuten
Kalorien: 150 kcal

Zutaten

- 125 ml Gemüsebrühe
- 3-4 EL Hafer
- Salz, Pfeffer, Basilikum

Zubereitung

1. Bringen Sie die Gemüsebrühe zum Kochen.
2. Mischen Sie beim Kochen den geschroteten Hafer unter und würzen Sie mit etwas Salz, Pfeffer und Basilikum.
3. Lassen sie alles ca. 5 Minuten ziehen und genießen Sie Ihre gesunde Suppe.

Tipp: Dieses Gericht eignet sich optimal für Ihre Diät, da es gesund ist und den Magen füllt. Alternativ können Sie auch Reis untermischen.

Bewertung:

Notizen:

____

____

____

____

Tomatencremesuppe
Zubereitungszeit: 15 Minuten
Kalorien: 150 kcal

Bewertung:

Notizen:

Zutaten

- 5-6 saftige, reife Tomaten
- 3 EL fettarmer Joghurt
- Salz, Pfeffer, Basilikum
- ½ Olivenöl

Zubereitung

1. Pochieren Sie die Tomaten und lösen Sie sie von der Schale.
2. Geben Sie die Tomaten in einen Mixer mit etwas Wasser.
3. Würzen Sie nun mit Salz, Pfeffer und Basilikum. Natürlich können Sie hier auch zahlreiche andere Kräuter wie Petersilie oder Thymian benutzen.
4. Nun geben Sie den Joghurt und einen Schuss Olivenöl hinzu.

Tipp: Fügen Sie auch frischen Knoblauch hinzu. Diesen können Sie vorher in einer Pfanne mit Olivenöl etwas andünsten.

Generell gilt bei den Suppen, dass Sie sich ruhig satt essen können. Es ist vorgesehen, etwa ein halbes Kilo Gemüse oder sogar mehr, an den Fastentagen zu essen.

Brokkolicremesuppe

Zubereitungszeit: 15 Minuten
Kalorien: 200 kcal

Zutaten

- 500 g Brokkoli
- 3 EL fettarmer Joghurt
- Gewürze ihrer Wahl
- Olivenöl

Zubereitung

1. Kochen Sie den Brokkoli bis er weich ist und pürieren Sie ihn dann mit Wasser.
2. Nun geben Sie die Gewürze ihrer Wahl hinzu und rühren etwas Joghurt und einen Schuss Olivenöl unter.

Tipp: Brokkoli besitzt einen hohen Anteil an Protein und enthält noch dazu viele Vitamine. Benutzen Sie Basilikum, Pfeffer, Salz, Thymian und Petersilie zum Würzen. Auch Suppengewürze eignen sich bestens für diese Suppe.
Wenn Sie Dampfgaren können, ist es die beste Methode, um den Brokkoli weich zu bekommen.

Bewertung:

Notizen:

Minestrone

Zubereitungszeit: 15 Minuten
Kalorien: 200 kcal

Zutaten

- 1 Zucchini
- 2 Karotten
- 1 Zwiebel
- 100 g weiße Bohnen
- Knoblauch
- 1 Brühwürfel
- Wasser

Zubereitung

1. Zerhacken Sie Zwiebel und Knoblauch in kleine Stückchen und braten Sie diese in etwas frischem Olivenöl in einer Pfanne an.
2. Würfen Sie währenddessen das andere Gemüse und geben Sie es in die Pfanne.
3. Nun gießen Sie die Gemüsepfanne mit etwas Wasser auf und geben einen Brühwürfel hinzu. Um es zu verfeinern, können Sie gerne auch noch etwas Tomatenmark hinzugeben.
4. Rühren Sie gut um und lassen Sie alles bei niedriger Hitze und zugedecktem Deckel für rund 30 Minuten köcheln.

Bewertung:

Notizen:

Frischer Kichererbsensalat

Zubereitungszeit: 15 Minuten
Kalorien: 300 kcal

Zutaten

- 1 Dose Kichererbsen (ca. 425 ml)
- ½ grünen Salatkopf
- 2 Tomaten
- 1 Paprika
- 1-2 EL Olivenöl
- Essig
- Zitronensaft
- Salz, Pfeffer, Basilikum und Petersilie
- 1 Zwiebel

Zubereitung

1. Waschen Sie das Gemüse. Schneiden Sie es dann in kleine Stückchen und vermischen Sie es in einer Schüssel.
2. Geben Sie die Kichererbsen mit dem Saft (aus der Dose) hinzu.
3. Für das Dressing nehmen Sie 1-2 EL Olivenöl und mischen dies mit 1 EL Essig, einem Spritzer Zitronensaft und den Gewürzen.
4. Mischen Sie das Dressing mit dem Salat und genießen Sie einen frischen Salat, der sich perfekt für den Sommer eignet.

Tipp: Dieses Gericht ist schnell gemacht und lässt sich optimal mit zur Arbeit nehmen. Anstatt 2 EL Olivenöl können Sie auch 1 EL Olivenöl und 1 EL Kürbiskernöl nehmen.

Bewertung:

Notizen:

Bohnen-Gemüse-Curry

Zubereitungszeit: 20 Minuten

Kalorien: 300 kcal

Zutaten

- 100 g Bohnen
- 1 Karotte
- 200 g Brokkoli
- 1 Paprika
- 1 Zucchini
- 1 Aubergine
- Olivenöl
- Currygewürze
- 2-3 EL fettarmer Joghurt oder fettarme Kokosmilch

Zubereitung

1. Waschen Sie das Gemüse und schneiden Sie es in möglichst kleine Stücke.
2. Geben Sie einen Schuss Olivenöl in die Pfanne und garen Sie das Gemüse für ca. 10-15 Minuten bei mittlerer Hitze.
3. Geben Sie nun den Joghurt, sowie die Currygewürze hinzu.
4. Als letztes geben Sie die Bohnen hinzu und schmecken das Ganze ab.

Tipp: Optional kann auch Chilipulver oder sogar frische Chili hinzugegeben werden, um das Gericht etwas „feuriger" zu machen. In Öl angebratene Hähnchenbrust eignet sich ebenfalls optimal als Proteinquelle für dieses Gericht

Bewertung:

Notizen:

____

____

____

____

Gemüse-Tofu-Pfanne

Zubereitungszeit: 20 Minuten
Kalorien: 325 kcal

Zutaten

- 150 g Naturtofu
- Grüne Bohnen
- 1 Karotte
- Bambussprossen
- 1 Paprika
- 1 Zwiebel
- 250 g Pilze ihrer Wahl
- Salz, Pfeffer, Kreuzkümmel, Kurkuma, Chili
- Rapsöl
- Sojasoße

Zubereitung

1. Fetten Sie die Pfanne mit etwas Rapsöl ein und dünsten Sie die Zwiebeln darin an bis sie glasig sind.
2. Nun geben Sie den Naturtofu hinzu und braten ihn darin an.
3. Geben Sie jetzt das gewaschene und kleingewürfelte Gemüse hinzu und braten Sie alles in der Pfanne für ca. 5 Minuten an.
4. Löschen Sie nun mit etwas Sojasoße ab und geben Sie die Gewürze hinzu.
5. Servieren Sie das Gericht und genießen Sie eine gesunde Tofupfanne.

Tipp: Wenn Ihnen Naturtofu zu geschmacksneutral ist, finden Sie in einigen Supermärkten auch Räuchertofu.

Bewertung:

Notizen:

Gebackene Auberginen

Zubereitungszeit: 25 Minuten
Kalorien: 250 kcal

Zutaten

- 1 Aubergine
- Olivenöl
- Petersilie, Salz und Pfeffer

Zubereitung

1. Zerschneiden und würfeln Sie die Aubergine.
2. Beträufeln Sie sie mit etwas Öl und den Gewürzen und backen Sie sie im Ofen, solange bis sie glasig und weich ist. Hier empfiehlt sich immer wieder nachzusehen, da es je nach Größe und Reife der Aubergine unterschiedlich lang dauern kann.
3. Richten Sie die Aubergine mit etwas Humus an. Das Rezept finden Sie auf den nächsten Seiten.

Tipp: Pressen Sie eine Knoblauchzehe in das Öl, welches Sie zum beträufeln der Aubergine benutzen. So ist Ihnen eine Geschmacksexplosion garantiert.

Bewertung:

Notizen:

Zucchininudeln

Zubereitungszeit: 20 Minuten
Kalorien: 250-300 kcal

Bewertung:

Notizen:

Zutaten

- 2 Zucchini
- 1-2 Knoblauchzehen
- Tomatenmark
- Basilikum, Salz, Pfeffer
- 1 Zwiebel
- 2 EL fettarmer Joghurt

Zubereitung

1. Wenn Sie einen Gemüseschäler oder Spiralschneider haben, können Sie diesen nun benutzen. Schälen Sie die Zucchini und erhitzen Sie etwas Olivenöl in der Pfanne.
2. Braten Sie nun die Zwiebel und den Knoblauch in der Pfanne glasig an.
3. Nun geben Sie die Zucchini, sowie das Tomatenmark hinzu.
4. Rühren Sie etwas Joghurt, Salz und Pfeffer in einer Schüssel an und geben Sie Basilikum hinzu. Dies ergibt ein leckeres und fettarmes Pesto.
5. Ist die Zucchini weich gegart, können Sie die Soße unterheben und es noch ca. 1 Minute garen lassen. Schmecken Sie das Gericht mit Salz und Pfeffer ab und servieren Sie es warm oder kalt.

Tipp: Wird die Pfanne zu trocken, geben Sie einfach etwas Wasser hinzu.
Als Alternative können Sie auch Sojasoße anstatt Tomatenmark nehmen. Das gibt einen asiatisch angehauchten Geschmack. Sind Sie sportlich aktiv, fügen Sie Pilze, Kichererbsen oder Bohnen Ihrer Wahl hinzu.

Lachs mit Spargel

Zubereitungszeit: 20 Minuten

Kalorien: 325 kcal

Zutaten

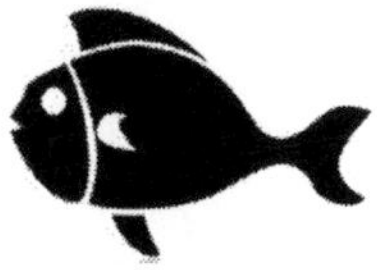

- 150 g Lachs
- Spargel (so viel Sie möchten)
- 1 Zitrone
- Rosmarin
- Salz, Pfeffer, Zucker

Zubereitung

1. Braten Sie den Lachs entweder in einer Pfanne oder bereiten Sie ihn im Backofen zu.
2. Bereiten Sie den Spargel folgendermaßen zu: Geben Sie in einen Topf mit Wasser eine Prise Salz und Zucker. Schneiden Sie die Spargelenden ab und geben Sie den Spargel ins kochende Wasser und lassen Sie ihn ca. 10 Minuten köcheln.
3. Träufeln Sie kurz bevor der Lachs fertig ist, etwas Zitronensaft über den Lachs und geben Sie etwas Rosmarin hinzu.
4. Nun können Sie etwas Sojasoße über den Spargel und den Lachs geben. Man glaubt es kaum, aber es schmeckt wirklich hervorragend.

Bewertung:

Notizen:

<u>Gefüllte Salatblätter mit Schafskäse</u>
Zubereitungszeit: 10 Minuten
Kalorien: 300 kcal

Zutaten

- 1 Salatkopf mit möglichst großen Blättern
- 100 g Schafskäse
- 2 Tomaten
- Basilikum
- Oliven

Zubereitung

1. Waschen Sie den Salat und trennen Sie die Blätter ab. Füllen Sie die Blätter nun mit Schafskäse, frischen Tomaten und den Oliven.
2. Geben sie nun die Oliven hinzu und fixieren Sie die Salatblätter mit einem Zahnstocher, um es schön anzurichten.

Tipp: Füllen Sie die Salatblätter anstelle von Schafskäse, mit 100 g Hühnerfleisch, sowie fettarmen Frischkäse und verfeinern Sie das Ganze mit Sojasoße.

Bewertung:

Notizen:

____

____

____

____

<u>Gemüseaufschnitt mit Humus</u>

Zubereitungszeit: 10 Minuten
Kalorien: 300 kcal

Zutaten

- Humus
- Paprika
- Karotten
- Tomaten
- Gurken
- Sellerie
- Knoblauch und Gewürze

Zubereitung

1. Nicht aufwendig und schnell gemacht, eignet es sich perfekt für Ihr Intervallfasten. Schneiden Sie einfach das Gemüse ihrer Wahl in kleine Streifchen und servieren Sie es mit etwas Humus. Humus ist ein guter Proteinlieferant und das Gemüse sorgt für die nötigen Vitamine.

Tipp: Dieses Gericht lässt sich optimal mit zur Arbeit nehmen und ist vor allem eines: Sehr gesund!

Bewertung:

Notizen:

____
____
____
____

Quinoa Salat

Zubereitungszeit: 20 Minuten
Kalorien: 300 kcal

Zutaten

- 50 g Quinoa
- 1 Kopfsalat
- 1 EL Olivenöl
- Essig
- Zitronensaft
- 1 Paprika
- 1 Tomate
- Salz, Pfeffer
- Kräutermischung oder frische Kräuter

Zubereitung

1. Kochen Sie Quinoa und schneiden Sie währenddessen die Paprika, die Tomate, sowie den Kopfsalat in kleine Stückchen oder Streifen.
2. Heben Sie das Gemüse unter den fertigen Quinoa und würzen Sie mit frischen Kräutern, Olivenöl, Zitronensaft, Salz und Pfeffer.

Tipp: Toben Sie sich aus und verwenden Sie die Gewürze Ihrer Wahl. Quinoa ist eine optimale Proteinquelle und eignet sich daher perfekt für die Fastentage. Es liefert Ihnen Energie und Eiweiß.

Bewertung:

Notizen:

Süßkartoffelpommes

Zubereitungszeit: 45 Minuten
Kalorien: 310 kcal

Zutaten

- 200 g Süßkartoffeln
- Pflanzenöl
- 3-4 fettarmer Joghurt
- Knoblauch
- Gewürze
- Salz, Pfeffer
- Limettensaft
- Rosmarin

Zubereitung

1. Schneiden Sie die Süßkartoffeln in Streifen und bestreichen Sie sie mit etwas Rapsöl oder Sonnenblumenöl, Salz und mit dem Limettensaft.
3. Geben Sie Rosmarin hinzu und nehmen Sie auch andere Gewürze, wie z.B. Petersilie.
4. Für einen leckeren Dip verrühren Sie den Joghurt mit einer geschälten Knoblauchzehe, Salz und Pfeffer. Backen Sie währenddessen die Kartoffeln für ca. 25-30 Minuten bei 200 Grad (Ober-/Unterhitze).
5. Nun können Sie die Süßkartoffelpommes in den gesunden Dip „dippen" und genießen.

Tipp: Wer es gerne scharf mag, kann auch Chilipulver über die Kartoffeln geben.

Bewertung:

Notizen:

____

____

____

____

Humus

Zubereitungszeit: 20 Minuten
Kalorien: 200 kcal/100 g

Zutaten

- 250 g Kichererbsen
- 1 EL Olivenöl
- 1 EL Tahini
- 1 Knoblauchzehe
- ½ Zitrone
- 1 Zwiebel

Zubereitung

1. Kochen Sie die Kichererbsen selber, lassen Sie sie lieber etwas länger im Wasser, damit Sie weicher werden.
2. Pürieren Sie nun die gekochten Kichererbsen mit dem Olivenöl und geben Sie den Zitronensaft, Salz und Pfeffer hinzu.
3. Geben Sie am Ende 1 EL Tahini hinzu und genießen Sie den Humus als Dip mit Gemüse.

Tipp: Wer gerne etwas anderes ausprobiert, kann in den Humus auch Knoblauch, Paprika, getrocknete Tomaten oder Koriander mixen.
Humus kann auch zum Verfeinern anderer Gerichte sein. Hier sollte allerdings bedacht werden, dass Humus relativ viele Kalorien aufgrund des verwendeten Öls enthält. Gehen Sie also lieber sparsam damit um.

Bewertung:

Notizen:

Spargelpasta mit Fetakäse

Zubereitungszeit: 25 Minuten
Kalorien: 275 kcal

Zutaten

- 50 g Spaghetti
- ½ EL Zitronensaft
- ½ TL Olivenöl
- 25 g Feta
- 75 g Spargel
- ½ Knoblauchzehe
- Salz, Pfeffer
- ½ TL Zitronenraspel

Zubereitung

1. Kochen Sie die Spaghetti nach Packungsanleitung in Salzwasser und verrühren Sie währenddessen den Zitronensaft, mit den Zitronenraspeln und dem Olivenöl. Geben Sie den Schafskäse hinzu und würzen Sie mit Salz und Pfeffer.
2. Waschen Sie den Spargel und schneiden Sie die Enden ab. Schneiden Sie ihn in ca. 2,5 cm lange Stücke. Direkt danach können Sie den Knoblauch feinhacken.
3. Erhitzen Sie etwas Öl in einer Pfanne und braten Sie den Knoblauch auf mittlerer Hitze an. Geben Sie dann den Spargel für 2-3 Minuten hinzu.
4. Nun geben Sie die fertigen Spaghetti mit der Zitronensoße hinzu und lassen es für 2-3 Minuten köcheln.
5. Nun alles auf einem Teller anrichten und mit Feta bestreuen und würzen.

Bewertung:

Notizen:

Hähnchenrouladen mit Käsefüllung

Zubereitungszeit: 40 Minuten
Kalorien: 280 kcal

Bewertung:

Notizen:

Zutaten

- 40 g Reis
- Salz, Pfeffer
- 1 TL Olivenöl
- 50 g frischer Spinat
- 90 g Hähnchen
- 1 EL fettreduzierter Frischkäse
- 50 g Stange Lauch
- ¼ rote Paprikaschote
- 30 ml Gemüsebrühe
- 30 ml Brühe

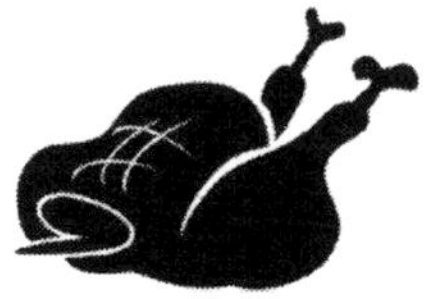

Zubereitung

1. Den Reis nach Packungsanleitung kochen.
2. Spinat waschen und kurz aufkochen, bis sich die Blätter zusammenziehen. Dann abgießen, abkühlen lassen und fein hacken.
3. Nachdem Sie den Spinat beiseitegestellt haben, spülen Sie die dünnen Hähnchenbrustfilets ab und legen sie zwischen 2 Lagen Frischhaltfolien und klopfen Sie sehr dünn.
4. Geben Sie nun den Frischkäse zum Spinat in eine Schüssel und würzen Sie mit Salz und Pfeffer. Bestreichen Sie die Hähnchenschnitzel mit der Spinat-Frischkäse-Paste und rollen Sie sie zu Rouladen. Fixieren Sie sie mit Zahnstochern.
5. Putzen und würfeln Sie Lauch und Paprika.
6. Erhitzen Sie Olivenöl in einer Pfanne und braten Sie die Hähnchenrouladen an. Geben Sie Lauch und Paprika hinzu, gießen Sie die Brühe hinzu und garen Sie alles für ca. 5 Minuten.
7. Nun mit dem Reis anrichten.

Rote Bete Pizza

Zubereitungszeit: 110 Minuten
Kalorien: pro Portion ca. 225 kcal

Bewertung:

Notizen:

Zutaten für 1 Pizza

- 75 g Kartoffeln
- 40 g Vollkornmehl
- 25 g Weizenmehl (550)
- Salz, Pfeffer
- ¼ Würfel Hefe
- ½ Knollen Rote Bete
- ½ Zwiebel
- 1 EL Olivenöl
- 50 g fettreduzierter Frischkäse
- 1 EL Sonnenblumenkerne
- ½ EL Ahornsirup

Zubereitung

1. Kartoffeln für ca. 20 Minuten kochen, dann abgießen, pellen und zerdrücken.
2. Mehl und Salz hinzugeben. Drücken Sie in die Mitte eine kleine Vertiefung, in die Sie die Hefe hineingeben und geben Sie ca. 40 ml lauwarmes Wasser hinüber. Verkneten Sie nun den Teig mit einem Handmixer. Lassen Sie den Teig nun für mindestens 30 Minuten gehen.
3. Schälen Sie die Rote Bete und die Zwiebeln und schneiden Sie sie in kleine Stückchen. Nun geben Sie die rote Bete mit den Zwiebeln in eine Pfanne mit etwas Olivenöl und dünsten sie für ca. 10 Minuten bei niedriger Hitze.
4. Rollen Sie den Pizzateig nun auf einer bemehlten Arbeitsfläche aus und geben Sie ihn danach auf Backpapier. Nun mit Frischkäse und dem Gemüse belegen und Sonnenblumenkerne drüberstreuen.
5. Jetzt können Sie die Pizza für ca. 15-20 Minuten bei 225 Grad (Ober-/Unterhitze) backen.
6. Währenddessen geben Sie etwas Öl mit dem Ahornsirup in eine Schüssel und beträufeln damit die fertige Pizza.

Tipp: Teilen Sie sich die Stücke der Pizza an einem Fastentag auf, da es sonst zu viele Kalorien werden.

Lauch Kartoffel Torte

Zubereitungszeit: 70 Minuten
Kalorien: pro Portion ca. 275 kcal

Zutaten (für 3 Stücke)

- 175 g Dinkelmehl
- ¼ Würfel Hefe
- 3 EL Rapsöl
- Salz, Pfeffer
- 350 g Kartoffeln
- 1 Stange Lauch
- 125 g Magerquark
- 2 Eier
- 50 g saure Sahne

Bewertung:

Notizen:

____

____

____

Zubereitung

1. Lösen Sie die Hefe in etwas lauwarmen Wasser auf.
2. Geben Sie nun Mehl, Rapsöl und etwas Salz in die Schüssel und mixen Sie alles zu einem Teig. Lassen Sie diesen ca. 1 Stunde gehen.
3. Schälen und würfeln Sie die Kartoffeln und lassen Sie sie ca. 20 Minuten kochen.
4. Putzen Sie den Lauch und schneiden Sie ihn in dünne Ringe.
5. Nun erhitzen Sie etwas Öl in einer Pfanne und garen den Lauch für ca. 8 Minuten. Mischen Sie währenddessen den Quark, die saure Sahne und die Eier. Geben Sie nun Lauch und die fertigen Kartoffeln in die Schüssel.
6. Bestreichen Sie ein Backblech mit etwas Öl und verteilen Sie den Teig darauf. Geben Sie nun die Kartoffel-Lauch Masse darüber und backen Sie alles im Backofen bei 175 Grad (Ober-/Unterhitze) für ca. 30 Minuten.

Tipp: Die Stücke können Sie optimal vorkochen, mitnehmen und auf mehrere Mahlzeiten aufteilen.

Makkaroni mit gesundem Gemüse
Zubereitungszeit: 20 Minuten
Kalorien: 280 kcal

Zutaten

- ½ Zwiebel
- 60 ml Gemüsebrühe
- 75 g Prinzessbohnen (tiefgefroren)
- Salz, Pfeffer
- 75 g junge Erbsen (tiefgefroren)
- 50 g Nudeln
- ½ Stück Parmesan (15 g)
- ¼ Limette
- Etwas Minze
- 30 ml Sojacreme

Zubereitung

1. Schneiden Sie die Zwiebeln klein und kochen Sie sie in einem Topf mit der Brühe und den Bohnen für ca. 4 Minuten.
2. Nun die Erbsen unterrühren und alles für ca. 3 Minuten kochen.
3. Kochen Sie die Nudeln in einem separaten Topf nach Packungsanleitung.
4. Reiben Sie den Käse und pressen Sie die Limette in den Käse. Geben Sie die Käse-Limetten Mischung zum Gemüse und erhitzen Sie alles für ca. 1 Minute. Nun die gehackte Minze hinzugeben und mit Limettensaft, Salz und Pfeffer abschmecken. Jetzt die Nudeln unterrühren und servieren.

Bewertung:

Notizen:

Polenta mit Pilzen und Bohnen

Zubereitungszeit: 45 Minuten
Kalorien: 310 kcal

Bewertung:

Notizen:

Zutaten

- 10 g Steinpilze (getrocknet)
- 170 ml Gemüsebrühe
- 75 g Maisgrieß
- Salz, Pfeffer
- ½ Zwiebel
- 150 g grüne Bohnen
- ½ Zweig Thymian
- 1 EL Rapsöl
- ½ EL Mandeln

Zubereitung

1. Erhitzen Sie die zerbröselten Pilze in einem Topf mit Brühe und rühren Sie den Maisgrieß ein. Lassen Sie alles etwa 10 Minuten köcheln.
2. Schälen und würfeln Sie nun die Zwiebeln.
3. Lassen Sie den fertigen Maisgrieß Brei für 5-8 Minuten abkühlen und geben Sie ihn danach auf ein Arbeitsbrett und streichen Sie ihn glatt.
4. Waschen Sie nun die Bohnen und den Thymian. Schneiden Sie die Bohnen in ca. 1-2 cm große Stückchen. Hacken Sie die Mandeln klein.
5. Dünsten Sie die Zwiebeln in etwas Rapsöl in einer Pfanne an und geben Sie dann die Bohnen, den Thymian und etwa 20 ml Wasser hinzu. Lassen Sie alles nun 15 Minuten garen.
6. Braten Sie, die in Streifen geschnittene Polenta, ein paar Minuten in einer anderen Pfanne an bis sie goldbraun ist.
7. Geben Sie die fertigen Bohnen und die Thymian Mischung über die fertige Polenta und genießen Sie ihr schmackhaftes Diät-Gericht.

Mexikanische Rouladen mit Mandeln

Zubereitungszeit: 100 Minuten
Kalorien: 240 kcal

Bewertung:

Notizen:

Zutaten

- ½ Paprikaschote
- 10 g Mandeln
- ½ EL Tomatenmark
- Salz, Pfeffer
- ¾ TL Harissa
- Ca. 50 g Rindfleisch
- 1 Zwiebel
- 1 Knoblauchzehe
- ½ EL Öl
- ½ EL Mehl
- 100 g Dosentomaten
- 50 ml trockener Sherry

Zubereitung

1. Schneiden Sie die entkernte Paprikaschote in feine Streifen und hacken Sie die Mandeln klein.
2. Vermischen Sie das Tomatenmark und Harissa zu einer Paste.
3. Geben Sie die Rindfleischscheibe auf eine Arbeitsfläche und bestreichen Sie sie mit der Tomaten-Harissa-Paste. Geben Sie etwas Salz und die Mandeln darauf und legen Sie die Paprikastreifen drüber.
4. Rollen Sie die Fleischscheibe zusammen und fixieren Sie sie mit einem Zahnstocher. Hacken Sie den Knoblauch und die Zwiebel fein.
5. Wenden Sie die Rouladen in Mehl und braten Sie sie in heißem Öl an.
6. Holen Sie das Fleisch aus der Pfanne und dünsten Sie Knoblauch und Zwiebeln an. Wenn beides glasig ist, geben Sie die Rouladen wieder hinein.
7. Geben Sie die Tomaten und den Sherry hinzu und lassen Sie alles kurz aufkochen. Lassen Sie nun alles für ca. 70-80 Minuten schmoren.
8. Nehmen Sie die Rouladen heraus und richten Sie sie mit der Soße an.

Tipp: Essen Sie dieses Gericht als Ganzes an einem Nicht-Fastentag oder teilen Sie es an einem Fastentag auf.

Tofu mit Kräuter Soja Spaghetti

Zubereitungszeit: 20 Minuten
Kalorien: 260 kcal

Zutaten

- 75 g Räuchertofu
- 10 g Parmesan
- 3 Stiele Petersilie
- Salz, Pfeffer
- 60 g Linguine
- 1 EL Butter
- 75 ml Sojacreme

Zubereitung

1. Schneiden Sie den Tofu in Würfel und reiben Sie den Käse fein.
2. Nun waschen Sie die Petersilie und hacken die Blättchen klein.
3. Kochen Sie die Nudeln nach Packungsanleitung und geben Sie die Butter in eine Pfanne bei niedriger Hitze. Braten Sie darin die Tofuwürfel an.
4. Gießen Sie die Sojacreme in die Pfanne und geben Sie die Petersilie hinzu. Lassen Sie alles für ca. 7 Minuten köcheln.
5. Gießen Sie die Nudeln ab und heben Sie sie unter die Sojacreme Soße.

Bewertung:

Notizen:

Gemüsepasta mit Schnittlauchsoße

Zubereitungszeit: 30 Minuten
Kalorien: 230 kcal

Bewertung:

Notizen:

Zutaten

- 2 kleine Möhren
- ½ Stange Lauch
- ½ Zucchini
- Salz, Pfeffer
- ½ Schalotte
- ½ Bund Schnittlauch
- 50 g Vollkorn Pasta
- ½ EL Olivenöl
- 25 ml Gemüsebrühe
- 40 ml Sojacreme

Zubereitung

1. Schälen Sie die Möhren und putzen Sie den Lauch und die Zucchini. Schneiden Sie das Gemüse in feine Würfel.
2. Schälen und würfeln Sie die Schalotte. Waschen Sie den Schnittlauch und schneiden Sie ihn in feine Streifen.
3. Kochen Sie nun die Nudeln nach Packungsanleitung in Salzwasser.
4. Erhitzen Sie das Öl in einer beschichteten Pfanne und dünsten Sie die Schalotten darin glasig an. Geben Sie Möhren, Zucchini und Lauch hinzu und dünsten Sie alles für ca. 5-6 Minuten.
5. Geben Sie die Gemüsebrühe hinzu und warten Sie bis sie vollständig eingekocht ist.
6. Gießen Sie nun die Sojacreme hinzu und lassen Sie sie 3 Minuten lang köcheln.
7. Geben Sie die Nudeln und den Schnittlauch hinzu und schmecken Sie mit Salz und Pfeffer ab.

Spaghetti aus Auberginen mit Tomaten-Basilikum

Zubereitungszeit: 30 Minuten
Kalorien: 245 kcal

Bewertung:

Notizen:

Zutaten

- ½ Aubergine
- 1 Knoblauchzehen
- ½ Zwiebel
- ½ Bund Basilikum
- 1/4 getrocknete Chilischote
- 60 g geschälte Tomaten
- 1 EL Olivenöl
- 50 g Vollkornnudeln
- ½ EL Rotweinessig
- Zucker
- 10 g Ricotta

Zubereitung

1. Waschen Sie die Auberginen und schneiden Sie sie in ca. 1 cm große Würfel.
2. Schälen Sie den Knoblauch und die Zwiebel und schneiden Sie beides in kleine Würfel.
3. Waschen Sie Basilikum und hacken Sie ihn, genau wie die Tomaten, fein. Nun zerbröseln Sie die Chilischote.
4. Braten Sie die Auberginenwürfel in etwas Öl goldbraun an und nehmen Sie sie wieder heraus.
5. Geben Sie Knoblauch und Zwiebeln in die Pfanne und braten Sie es glasig an. Geben Sie die Tomaten und die Chilischote hinzu.
6. Geben Sie die Auberginen in die Pfanne und garen Sie alles für ca. 30 Minuten. Umrühren nicht vergessen!
7. Rühren Sie das Basilikum unter und kochen Sie die Nudeln nach Packungsanleitung. Würzen Sie die Soße mit Salz, Pfeffer, Essig und etwas Zucker.
8. Gießen Sie die Nudeln ab und geben Sie sie in die Pfanne mit der Soße. Streuen Sie nun etwas Ricotta drüber und servieren Sie die frische Pasta.

Tomaten-Auberginen-Frittata

Zubereitungszeit: 20 Minuten

Kalorien: 300 kcal

Bewertung:

Notizen:

Zutaten

- 2 Eier
- 50 g Aubergine
- 30 ml Sahne
- 20 g Cheddar
- 3 Kirschtomaten
- ½ rote Zwiebel
- 3 Petersilienstängel
- 1 EL Olivenöl
- Salz, Pfeffer, Muskat

Zubereitung

1. Vermischen Sie die Eier in einer Schüssel mit der Sahne.
2. Waschen und Würfeln Sie die Aubergine und die Tomaten. Schneiden Sie die geschälte Zwiebel in Ringe und hacken Sie die gewaschene Petersilie fein.
3. Braten Sie die Zwiebeln im Olivenöl an und geben Sie die Aubergine und die Tomaten hinzu. Lassen Sie alles kurz braten.
4. Geben Sie nun die Eier-Sahne-Mischung dazu und würzen Sie mit Salz und Pfeffer.
5. Geben Sie den kleingeschnittenen Cheddar hinzu.
6. Backen Sie alles im vorgeheizten Backofen bei 200 Grad (Ober-/Unterhitze) für 20-25 Minuten. Bestreuen Sie die Frittata mit Muskat und der Petersilie.

Röstkürbis mit Spinat und Walnuss

Zubereitungszeit: 30 Minuten
Kalorien: 225 kcal

Zutaten

- 60 g Kürbisfleisch
- 60 g Babyspinat
- 10 g Walnusskerne
- Salz, Pfeffer
- 15 g Pinienkerne
- 2 EL Olivenöl
- 1 TL Fenchelsamen

Zubereitung

1. Je nach Kürbis kann er untergeschält verarbeitet werden. Benutzen Sie vorzugsweise Hokkaidokürbis und waschen Sie ihn. Entkernen Sie den Kürbis und schneiden Sie das Fruchtfleisch in Würfel.
2. Waschen Sie den Spinat und lassen Sie ihn abtropfen.
3. Hacken Sie die Walnüsse und Fenchelsamen klein. Rösten Sie die Walnüsse, Pinienkerne und Fenchelsamen in einer Pfanne mit etwas Öl an.
4. Nehmen Sie die Nüsse, Kerne und Samen aus der Pfanne und geben Sie etwas Olivenöl hinein. Braten Sie die Kürbisstückchen rundum an. Würzen Sie mit Salz und Pfeffer.
5. Richten Sie währenddessen die Spinatblätter auf einem Teller an.
6. Geben Sie die Nüsse, Kerne und Samen zum Kürbis in die Pfanne und geben Sie nun alles auf den Teller mit dem Spinat. Servieren Sie es warm oder kalt!

Bewertung:

Notizen:

____

____

____

____

Low Carb Crêpes mit Beerenfüllung und Schokolade

Zubereitungszeit: 20 Minuten
Kalorien: 300 kcal

Zutaten

- 50 g Dinkelmehl
- 50 g Mandelmehl
- 15 g Kokosmehl
- Salz
- 1 Ei
- 100 – 150 ml Wasser
- 4 EL fettarmer Joghurt
- 40 g Beeren
- 10 g dunkle Schokolade

Zubereitung

1. Mischen Sie Mehl, Ei und Salz in einem Mixbecher und geben Sie das Wasser hinzu. Verquirlen Sie nun alles mit einem Mixer bis es schön flüssig ist.
2. Erhitzen Sie eine beschichtete Pfanne und gießen Sie den Teig hinein. Sobald der Teig etwas fest wird, kann er gewendet werden.
3. Lassen Sie die Schokolade im Wasserbad schmelzen und danach abkühlen. Bestreichen Sie die Schokolade mit dem Joghurt und geben Sie die Beeren hinzu.
4. Geben Sie nun die Beeren-Joghurt Masse über die fertigen Crêpes.

Tipp: Dieses Gericht eignet sich auch wunderbar als Frühstück. Jedoch sollte es aufgrund der hohen Kaloriendichte sparsam verzehrt werden. Alternativ zu Schokoladen-Joghurt Mischung können die Crêpes auch mit ein wenig Puderzucker bestreut und mit Beeren verziert werden.

Bewertung:

Notizen:

____

____

____

____

Paprika mit leckerer Hähnchenfüllung

Zubereitungszeit: 35 Minuten
Kalorien: 240 kcal

Zutaten

- 1 Paprika
- 100 g Hähnchen
- 75 g Karotten
- ½ Zwiebel
- 1 TL Tomatenmark
- Kräuter
- Salz, Pfeffer
- ¼ Stück light Mozzarella
- 1 TL Olivenöl

Bewertung:

Notizen:

____

____

____

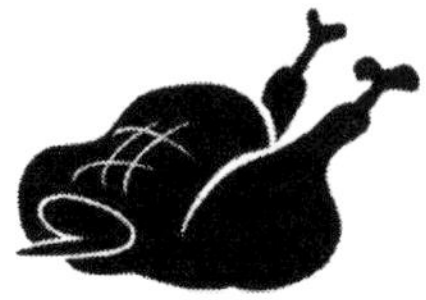

Zubereitung

1. Waschen Sie die Paprika und schneiden Sie den „Deckel“ ab. Entfernen Sie die Kerne und das Innere.
2. Schneiden Sie das Hähnchen in sehr kleine Würfel und erhitzen Sie das Olivenöl in einer Pfanne. Braten Sie nun das Hähnchen bis es durch ist.
3. Schälen und würfeln Sie Karotten und Zwiebeln und geben Sie diese zu dem garen Hähnchenfleisch in die Pfanne.
4. Geben Sie nun das Tomatenmark hinzu und würzen Sie mit Kräutern, Salz und Pfeffer. Lassen Sie es ein paar Minuten garen und rühren Sie immer wieder um.
5. Nun den Mozzarella hinzugeben und mitbraten bis er schmilzt.
6. Geben Sie die Masse in die Paprika und backen Sie diese für 20 Minuten bei 200 Grad (Ober-/Unterhitze) in einer Auflaufform.

Tipp: Essen Sie dazu einen leckeren Salat oder trinken Sie einen der Smoothies aus diesem Buch.

Gefüllte Zucchini
Zubereitungszeit: 45 Minuten
Kalorien: 320 kcal

Bewertung:

Notizen:

____
____
____

Zutaten

- 1 Zucchini
- 60 g Hackfleisch
- ½ Zwiebel
- Salz, Pfeffer
- Paprikapulver
- 25 ml Sahne
- 25 ml Tomatensoße
- 1 EL Butter
- Petersilie
- 2 EL geriebenen Käse

Zubereitung

1. Waschen Sie die Zucchini und schneiden Sie sie in ca. 3,5 cm dicke Scheiben. Nun höhlen Sie die Zucchini Scheiben mit einem Messer aus.
2. Fetten Sie eine Auflaufform mit der Butter ein und geben Sie die Zucchinischeiben hinein.
3. Würfeln Sie die Zwiebeln klein und geben Sie sie zusammen mit dem Hackfleisch in eine Schüssel. Würzen Sie nun mit Salz, Pfeffer und dem Paprikapulver.
4. Geben sie die vermischte Hackfleischmasse in die Zucchinirollen.
5. Vermischen Sie nun die Sahne und die Tomatensoße und geben Sie sie über die Zucchini.
6. Jetzt die Zucchiniröllchen mit dem geriebenen Käse bestreuen und für 30 Minuten im vorgeheizten Backofen bei 180 Grad (Ober-/Unterhitze) backen.
7. Nehmen Sie die fertigen Zucchiniröllchen aus dem Backofen und bestreuen Sie sie mit Petersilie. Jetzt nur noch servieren und Ihren Fastentag genießen!

Falafel mal anders

Zubereitungszeit: 45 Minuten
Kalorien: 320 kcal

Bewertung:

Notizen:

Zutaten

- ½ EL Butter
- 70 g rote Linsen
- 125 ml Wasser
- ½ Gemüsebrühwürfel
- ½ Zwiebel
- ½ Ei
- 1 Knoblauchzehe
- 1 ½ EL Petersilie
- ½ EL Koriander
- 1 EL Mehl
- Paprikapulver, Kreuzkümmel, Salz, Pfeffer

Zubereitung

1. Erhitzen Sie die Butter in einer Pfanne und dünsten Sie darin die Linsen an. Geben Sie nun das Wasser und den Gemüsebrühwürfel hinzu und lassen Sie alles für ca. 20 Minuten zugedeckt köcheln.
2. Hacken Sie währenddessen Zwiebeln, Petersilie und Koriander fein.
3. Nehmen Sie die Linsen aus der Pfanne und pürieren Sie sie, wenn Sie nicht schon weich genug sind.
4. Geben Sie die Linsen in eine Schüssel und fügen Sie alle weiteren Zutaten hinzu.
5. Formen Sie kleine Kreise aus dem Teig und braten Sie sie in der Pfanne in etwas Öl für ca. 2 Minuten pro Seite an.

Tipp: Dippen Sie die Falafel in etwas Joghurt-Kräuter-Dip.

Low Carb Pfanne mit Feta

Zubereitungszeit: 15 Minuten
Kalorien: 200 kcal

Zutaten

- 2 Zucchini
- 3 Tomaten
- 100 g Feta (fettreduziert)
- Salz, Pfeffer
- 2 EL Olivenöl
- Basilikum

Zubereitung

1. Schneiden Sie die Zucchini in dünne Scheiben und würfeln Sie die gewaschenen Tomaten. Braten Sie nun beides in einer Pfanne mit Olivenöl an.
2. Geben Sie nun reichlich frische, gewaschene Basilikumblätter hinzu.
3. Würzen Sie nun mit Salz und Pfeffer und geben Sie den Fetakäse hinzu.
4. Sie können den Herd nun abschalten oder auf der niedrigsten Stufe anlassen, bis der Fetakäse schmilzt und eine cremige Soße gibt.

Bewertung:

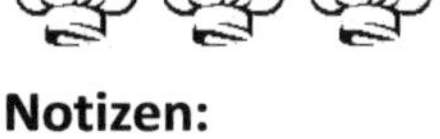

Notizen:

Gesundes vegetarisches Carpaccio aus Zucchini

Zubereitungszeit: 35 Minuten
Kalorien: 195 kcal

Bewertung:

Notizen:

Zutaten

- 1 Zucchini
- ¾ EL Olivenöl
- Salz, Pfeffer
- 7 eingelegte, getrocknete Tomaten
- 7 grüne Oliven ohne Stein
- 1 Bund Basilikum
- 40 g Ricotta
- ¼ getrocknete Chilischote
- 5 g Pinienkerne
- Etwas Rucola

Zubereitung

1. Waschen Sie die Zucchini und schneiden Sie die Enden ab. Schneiden Sie sie nun längs in sehr dünne Scheiben.
2. Legen Sie die Zucchini auf ein Backblech und geben Sie Öl drüber. Würzen Sie mit Salz und Pfeffer.
3. Nun backen Sie die Zucchini im vorgeheizten Backofen bei 220 Grad (Ober-/Unterhitze) für ca. 10 Minuten.
4. Während die Zucchini im Backofen gart, können Sie die getrockneten Tomaten abtropfen lassen und feinhacken. Oliven und Basilikum ebenfalls feinhacken.
5. Vermischen Sie nun die Tomaten, die Oliven und das Basilikum mit dem Ricotta und würzen Sie mit Salz, Pfeffer und der Chilischote.
6. Rösten Sie die Pinienkerne in einer Pfanne an und geben Sie die Zucchinischeiben auf einen Teller. Bestreichen Sie sie nun mit der Ricottamasse und verzieren Sie sie mit Pinienkernen und Rucola.

Toast mit Pfirsich und Schweinefilet

Zubereitungszeit: 40 Minuten

Kalorien: 300 kcal

Bewertung:

Notizen:

Zutaten

- 75 g Schweinefilet oder Hähnchen
- Salz, Pfeffer
- 1 Pfirsich
- ½ Tomate
- 10 g Grana Padano
- 20 g fettarmer Frischkäse
- 1 Scheibe Vollkorntoast
- Etwas Rucola

Zubereitung

1. Waschen Sie den Rucola und hacken Sie ihn fein.
2. Würzen Sie das abgewaschene Schweinefilet mit Salz und Pfeffer und wenden Sie es in dem Rucola.
3. Wickeln Sie das Fleisch nun in etwas Klarsichtfolie und danach in ein Stück Alufolie. Drehen Sie die Enden der Alufolie zu und geben Sie es in einen Topf mit Wasser und lassen Sie es bei niedriger Hitze für 15 Minuten garen.
4. Geben Sie den Pfirsich kurz in kochendes Wasser, damit sich die Haut lösen lässt. Schneiden Sie ihn um den Kern herum in Streifen.
5. Waschen und würfeln Sie die Tomaten.
6. Reiben Sie den Grana Padano und vermischen Sie ihn mit dem Frischkäse.
7. Das getoastete Toastbrot auf ein Backblech legen und das abgekühlte und in Scheiben geschnittene Schweinefilet auf den Toast legen.
8. Nun die Tomaten und die Pfirsiche auf das Toastbrot legen und mit etwas Salz und Pfeffer würzen. Geben Sie nun die Käsemasse auf den Toast und backen Sie alles im vorgeheizten Backofen bei 225 Grad (Ober-/Unterhitze) für ca. 11 Minuten.

Leckerer Artischocken-Pfifferling Salat

Zubereitungszeit: 35 Minuten
Kalorien: 210 kcal

Bewertung:

Notizen:

Zutaten

- 50 g grüner Blattsalat
- ½ TL Olivenöl
- 15 g roher Schinken
- ½ Zwiebel
- 1 kleine Artischocke
- 1 Zitrone
- 125 g Pfifferlinge

Zubereitung

1. Waschen Sie den Salat und schneiden Sie ihn in mundgerechte Stücke. Mischen Sie ihn in einer Schüssel mit dem Olivenöl.
2. Nun schälen Sie die Zwiebel und würfen sowohl Zwiebel, als auch Schinken.
3. Jetzt werden die Artischocken gewaschen und die Stiele werden abgeschnitten. Die inneren Blätter abschneiden und in Scheiben schneiden. Dann mit dem Zitronensaft beträufeln.
4. Putzen Sie die Pfifferlinge und schneiden Sie sie klein.
5. Braten Sie die Artischocken für ca. 5 Minuten in Olivenöl an. Geben Sie nun die Pfifferlinge und die Zwiebel hinzu und braten Sie alles für ca. 5 weitere Minuten.
6. Richten Sie den Blattsalat mit dem Schinken auf einem Teller an und geben Sie die Pfifferlinge mit den Artischocken hinzu.
7. Beträufeln Sie den Salat mit etwas Balsamico ganz nach Ihrem Belieben.

<u>Hähnchenwraps mit Sesam-Möhren Mischung</u>
Zubereitungszeit: 45 Minuten
Kalorien: 175 kcal

Bewertung:

Notizen:

Zutaten

- 75 g Weizen-Vollkornmehl
- 25 ml fettarme Milch
- Thymian, Rosmarin, Salz und Pfeffer
- 1 Ei
- 1 Zwiebel
- 1 ½ Möhren
- Ca. 70 g Hähnchenbrustfilet
- 1 ½ EL Rapsöl
- ½ EL Sesam
- 35 ml Gemüsebrühe
- Rucola

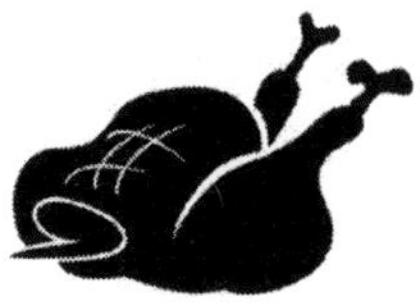

Zubereitung

1. Geben Sie etwas Salz in eine Schüssel und rühren Sie 125 ml Wasser, Milch und das Ei unter und lassen Sie den Teig für ca. 25 Minuten ruhen.
2. Schälen und halbieren Sie die Zwiebel und Möhren. Schneiden Sie beides in Streifchen. Bei den Möhren können Sie hierfür einen Gemüseschneider verwenden.
3. Schneiden Sie die gewaschenen Hähnchenbrustfilets in dünne Streifen und braten Sie sie in etwas Öl in einer beschichteten Pfanne an. Geben Sie dann den Sesam hinzu und braten Sie ihn kurz mit an. Nehmen Sie nun die Sesamhähnchen heraus.
4. Dünsten Sie die Zwiebel und Möhrenstreifen in der Pfanne mit Öl kurz an. Gießen Sie nun die Brühe hinzu und lassen Sie alles bei niedriger Hitze für ca. 10 Minuten köcheln.
5. Geben Sie nun etwas Öl in eine weitere Pfanne und geben Sie den Teig hinein für die Wraps. Von beiden Seiten backen bis sie goldgelb sind.
6. Jetzt die Brühe-Zwiebel-Möhren Mischung aus der Pfanne holen und mit gewaschenen Rucolablättern vermengen. Dann in die fertigen Wraps geben, aufrollen und genießen!

<u>Hähnchenbrustfilet mit Tamarinden Mark mit Avocado Salat</u>

Zubereitungszeit: 150 Minuten
Kalorien: 310 kcal

Zutaten

- 100 g Hähnchenbrustfilet
- 2 Limetten
- ½ EL Paprikapulver
- 2 EL Tamarindenmark
- 5 EL Ketchup (light)
- 4 Tomaten
- 2 Zwiebeln
- 2 Avocados
- Salz, Pfeffer, Koriander
- Holzspieße
- Etwas Chilipulver

Bewertung:

Notizen:

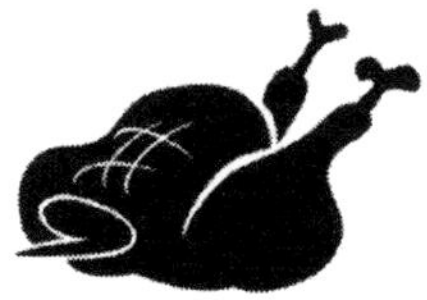

Zubereitung

1. Waschen und würfeln Sie die Hähnchenbrust. Legen Sie die Holzspieße für 2-3 Minuten in Wasser und schieben Sie danach die Hähnchenwürfel auf.
2. Mischen Sie 1 EL Limettensaft mit Paprikapulver, Chilipulver, Tamarindenmark und Ketchup.
3. Wenden Sie nun die Fleischstücke in der Soße und lassen Sie sie mit Frischhaltefolie bedeckt im Kühlschrank für 2 Stunden marinieren.
4. Waschen und vierteln Sie die Tomaten und schälen und würfeln Sie die Zwiebeln. Halbieren Sie die Avocados und entfernen Sie die Kerne. Schneiden Sie das Fruchtfleisch heraus und schneiden Sie es dann in kleine Stückchen.
5. Wenn Sie frischen Koriander benutzen möchten, waschen Sie diesen und hacken Sie ihn fein. Mischen Sie ihn mit 1 EL Limettensaft, den Tomaten, den Zwiebeln und den Avocadostücken. Würzen Sie mit Salz und Pfeffer.
6. Braten Sie nun die Hähnchenspieße in einer Pfanne mit etwas Öl an, bis sie durch sind. Servieren Sie die Spieße nun mit dem Salat.

Tipp: Dieses Gericht eignet sich wunderbar zum Grillen. Sollten Sie also an einem Fastentag mit Ihren Freunden grillen wollen, versuchen Sie doch mal die Spießchen. Alternativ zu Tamarindenmark können sie auch Mango Chutney verwenden.

Tomaten aus dem Ofen mit Thunfischcreme

Zubereitungszeit: 180 Minuten
Kalorien: 265 kcal

Bewertung:

Notizen:

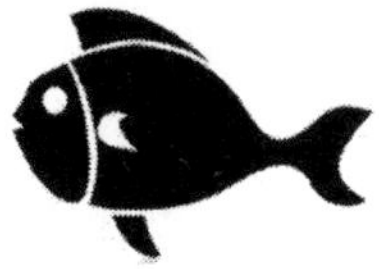

Zutaten

- 200 g Fleischtomaten
- ½ Knoblauchzehe
- Thymian, Rosmarin, Salz und Pfeffer
- ½ EL Olivenöl
- 1 Zitrone
- 70 g Thunfisch aus der Dose
- 40 g fettarmer Joghurt
- 30 g saure Sahne
- ½ Stange Staudensellerie
- ½ Handvoll Blattsalat

Zubereitung

1. Waschen und halbieren Sie die Tomaten und entfernen Sie die Kerne.
2. Mischen Sie den geschälten und feingewürfelten Knoblauch mit Thymian, Rosmarin, Olivenöl, Salz und Pfeffer und geben Sie die Mischung über die Tomaten.
3. Legen Sie die Tomaten mit der aufgeschnittenen Seite nach unten auf Gitter. Dieses legen Sie nun auf ein Backblech und dann trocknen Sie die Tomaten im vorgeheizten Backofen bei ca. 110 Grad (Ober-/Unterhitze) für 2-3 Stunden.
4. Waschen und schneiden Sie den Sellerie in kleine Scheibchen. Lassen Sie den Thunfisch abtropfen und vermischen Sie ihn mit Zitronensaft, Joghurt, saurer Sahne und Olivenöl.
5. Servieren Sie die Tomaten mit dem gewaschenen Blattsalat und geben Sie die Thunfisch Creme darüber. Bestreuen Sie es mit dem Sellerie und genießen Sie ihr Gericht für den Fastentag.

Soufflés aus Semmelknödel mit Kräutern

Zubereitungszeit: 65 Minuten
Kalorien: 330 kcal

Bewertung:

Notizen:

Zutaten

- 65 g Brötchen
- ½ Zwiebel
- Salz, Pfeffer, Muskatnuss, Petersilie
- 1 ½ Stiel Majoran
- 10 g Butter
- 1 Ei
- 50 ml fettarme Milch

Zubereitung

1. Zerschneiden Sie das Brötchen in Würfel, legen Sie diese auf ein Backblech und backen Sie sie für ca. 5 Minuten bei 200 Grad (Ober-/Unterhitze).
2. Waschen Sie den Majoran und die Petersilie (wenn Sie frische Petersilie verwenden) und hacken Sie beides fein.
3. Holen Sie die Brötchen heraus und lassen Sie sie auf einem Teller abkühlen.
4. Geben Sie die Butter in eine Pfanne und braten Sie die Zwiebeln darin etwas an.
5. Nun kommen Petersilie, Majoran und die Brötchenwürfel in die Pfanne. Braten Sie alles kurz bei niedriger Hitze an und geben Sie es danach in eine Schüssel.
6. Trennen Sie nun das Ei und verrühren Sie Eigelb und Milch mit Salz, Pfeffer und Muskat.
7. Jetzt die Eier-Muskat-Mischung über die Brötchenwürfel geben und verrühren. Schlagen Sie nun das Eiweiß mit etwas Salz in einer Schüssel steif und mischen Sie es unter die Brot-Ei-Muskat-Masse.
8. Fetten Sie eine feuerfeste Form mit Butter ein und geben Sie die Brotmischung hinein.
9. Jetzt bei 200 Grad (Ober-/Unterhitze) für 30 Minuten backen. Dann herausnehmen, auf einen Teller stürzen und genießen!

Tipp: Sie können auch Silikonförmchen nehmen.

Schafskäse mal anders

Zubereitungszeit: 25 Minuten
Kalorien: 200 kcal

Zutaten

- ¼ Schafskäse
- 1 EL griechischer Joghurt
- Salz, Pfeffer, Paprikapulver, Gewürze
- ½ EL Olivenöl
- 1 Scheibe Knäckebrot

Zubereitung

1. Heizen Sie Ihren Backofen auf 200 Grad (Ober-/Unterhitze) vor und zerdrücken Sie währenddessen den Feta in einer feuerfesten Form mit dem Joghurt.
2. Geben Sie nun das Olivenöl über den Fetakäse und würzen Sie mit Pfeffer und Paprikapulver.
3. Jetzt geben Sie alles in den vorgeheizten Backofen und lassen es ca. 20 Minuten backen.
4. Bestreichen Sie nun das Knäckebrot mit dem warmen Fetakäse.

Tipp: Sie können einfach eine größere Portion machen. Die Zutatenangaben beziehen sich auf 1 Portion für Ihren Fastentag.

Bewertung:

Notizen:

<u>Grüne Bohnen im Roastbeefmantel</u>

Zubereitungszeit: 20 Minuten
Kalorien: 230 kcal

Bewertung:

Notizen:

____
____
____

Zutaten

- 1 Tomate
- 150 g grüne Bohnen
- Salz, Pfeffer
- 200 ml Gemüsebrühe
- 1 rote Zwiebel
- ½ EL Balsamico
- ½ EL Apfelessig
- 100 g Roastbeef Aufschnitt
- Petersilie

Zubereitung

1. Waschen Sie die Bohnen und schneiden Sie die Enden ab.
2. Kochen Sie die Bohnen ca. 12-15 Minuten in der Gemüsebrühe.
3. Wenn Sie die Bohnen durch ein Sieb abschütten, gießen Sie 3 EL der Gemüsebrühe in eine Schüssel für das Dressing.
4. Verrühren Sie die Gemüsebrühe mit Apfelessig und Balsamico. Geben Sie feingehackte Petersilie hinzu und würzen Sie mit Salz und Pfeffer.
5. Waschen und würfeln Sie die Tomaten und mischen Sie Tomaten und Bohnen mit dem Dressing. Wickeln Sie nun die Roastbeef Scheiben um die Bohnen-Tomaten-Mischung und fixieren Sie sie mit einem Zahnstocher.

Tipp: Hierzu eignen sich vor allem an Nicht-Fastentagen die Süßkartoffelpommes oder die Kirschtomaten auf Kartoffeln mit Salbei.

Blumenkohl mit Curry und Käse

Zubereitungszeit: 30 Minuten
Kalorien: 180 kcal

Zutaten

- 1 EL Olivenöl
- 50 g geriebener Käse Ihrer Wahl
- Salz, Pfeffer, Currypulver, Kurkumapulver
- Einen Blumenkohl

Zubereitung

1. Zerkleinern Sie den Blumenkohl und heizen Sie den Backofen auf 180 Grad (Ober-/Unterhitze) vor.
2. Mischen Sie Olivenöl mit Salz, Pfeffer, Kurkuma und Currypulver und geben Sie die Blumenkohlstückchen hinzu.
3. Legen Sie den Blumenkohl nun auf ein Backblech mit Backpapier, bestreuen Sie ihn mit dem Käse und backen Sie ihn für ca. 20 Minuten.

Tipp: Dieses Rezept ist perfekt für die Fastentage, da es den Magen füllt und sehr gesund ist. Variieren Sie auch mit den Gewürzen und dem Käse.

Bewertung:

Notizen:

7 Tage Programm

Damit Sie sich keine weiteren Gedanken mehr machen müssen und loslegen können, habe ich Ihnen hier ein 7-Tage-Fastenprogramm zusammengestellt. Sie können es als Beispielplan benutzen und nach Ihren Wünschen verändern. Wichtig ist, dass Sie sich an den Fastentagen an ca. 600 Kalorien halten. An den Nicht-Fastentagen können Sie sich ruhig satt essen, aber versuchen Sie trotzdem gesund zu essen.

Versuchen Sie auf etwa 3 Liter Flüssigkeit, während der Fastentage zu kommen.

Montag (Fastentag) mit etwa 600 Kalorien

Frühstück:
1 Tasse Ingwertee

Frühstückssmoothie (200 Kalorien)

1 Liter selbstgemachte Gurken-Melissen Limonade

Mittagessen:
Reis-Erbsen-Parmaschinken Salat (250 Kalorien)

1 Liter Wasser

Abendessen:
Hafersuppe (150 Kalorien)
1 Kanne Tee Ihrer Wahl

Dienstag (kein Fastentag)

Frühstück:

1 Glas Wasser mit Zitronensaft und einen Tee oder Kaffee
1 Schüssel Müsli mit Früchten

Snack:

Ein Stück Obst
mindestens ½ Liter Flüssigkeit ohne Zucker

Mittagessen:

Rote Bete Pizza
mindestens ½ Liter Flüssigkeit ohne Zucker

Abendessen:

Gemüsepasta mit Schnittlauchsoße
mindestens ½ Liter Flüssigkeit ohne Zucker

Snack:

Eine Hand voll Nüsse, 1 Glas Wasser

Mittwoch (kein Fastentag)

Frühstück:
1 Glas Wasser mit Zitronensaft
1 Tasse Kaffee
Low Carb Crêpes mit Beerenfüllung und Schokolade

Snack:
1 Banane

Mittagessen:
Paprika mit leckerer Hähnchenfüllung
Süßkartoffelpommes

Abendessen:
Tomaten-Auberginen-Frittata

Donnerstag (Fastentag) mit etwa 600 Kalorien

Frühstück:
1 Glas Wasser mit Zitronensaft
Omelette gefüllt mit Frischkäse (150 Kalorien)

Wasser oder Tee

Mittagessen:
Frischer Kichererbsensalat (300 Kalorien)

Wasser oder Tee

Abendessen:
Reispuffer mit Zucchini (150 Kalorien)
1 Glas Wasser

Freitag (kein Fastentag)

Frühstück:

1 großes Glas Wasser
Leckerer Apfelkuchen

Snack:

Dunkle Schokolade mit Nüssen

Wasser oder Tee

Mittagessen:

eine große Portion Spaghetti aus Auberginen mit Tomaten-Basilikum

Wasser oder Tee

Abendessen:

eine große Portion Röstkürbis mit Spinat und Walnuss

Samstag (kein Fastentag)

Frühstück:

Smoothie aus Himbeeren und Orangen
Proteinbrot mit Butter und Marmelade

Mittagessen:

Hähnchenbrustfilet mit Tamarinden Mark mit Avocado Salat

Snack:

Matcha Latte und Nüsse

Abendessen:

Gemüsepasta mit Schnittlauchsoße

Sonntag

Gehen Sie heute doch mal mit Ihren Freunden essen und vergessen Sie für einen Tag Ihre Diät. Morgen ist Montag und es wird wieder gefastet, also gilt heute: **Guten Appetit!**

PS: Natürlich können Sie auch an anderen Tagen fasten. Wichtig ist, dass Sie die Rezepte dieses Buches so kombinieren, dass Ihre Gesamtkalorienanzahl an jenem Tag ca. 600 Kalorien nicht übersteigt und Sie genügend Wasser trinken.

Quellen:

https://www.fitforfun.de/abnehmen/diaeten/52-diaet-rezept-schlank-mit-der-52-diaet-237902.html

http://www.fuersie.de/gesundheit/diaet-test/die-teilzeit-diaet/artikel/abnehmen-mit-der-52-diaet

https://diaet-ratgeber24.de/5-zu-2#

https://fddb.info/

Bildquellen:

https://de.depositphotos.com/71824861/stock-illustration-chef-hat-vector-black-silhouette.html

https://de.depositphotos.com/108713094/stock-illustration-chef-hat-and-cutlery-icon.html

https://de.depositphotos.com/134126008/stock-illustration-glass-of-juice-icon.html

https://de.depositphotos.com/87577984/stock-illustration-illustrated-stopwatch-icons-set.html

https://de.depositphotos.com/24155887/stock-illustration-breakfast-icons-set-elegant-series.html

https://de.depositphotos.com/vector-images/nudelsuppe-vektor-st60.html?qview=75266215

https://de.depositphotos.com/182714172/stock-illustration-meat-pie-roll-quiche-illustration.html

https://de.depositphotos.com/27074251/stock-illustration-black-silhouette-of-teapot-and.html

https://de.depositphotos.com/14172123/stock-illustration-meat-icons-set.html

Impressum:

1. Auflage

Kontakt: Lars Hütz/Dückersstraße 9a/40667 Meerbusch

Coverfotos: (andyriver)/depositphotos.com, (cook_inspire)/depositphotos.com, (Dessie_bg)/depositphotos.com, (okkijan)/depositphotos.com

Drucker: Amazon Media EU S.à r.l., 5 Rue Plaetis, L-2338, Luxembourg

39183852R00054

Printed in Poland
by Amazon Fulfillment
Poland Sp. z o.o., Wrocław